U0073090

成年女性拉警報！

身體異常徵兆圖鑑

整合醫學醫師
工藤孝文 著
工藤AKI 執筆協助

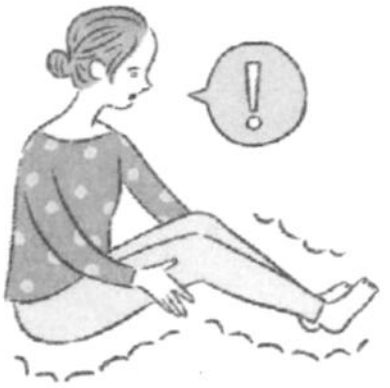

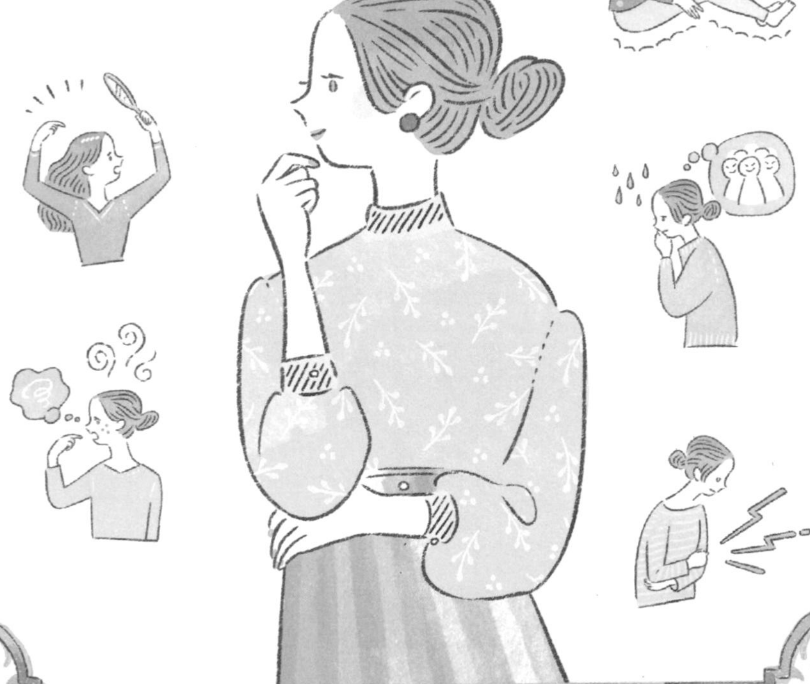

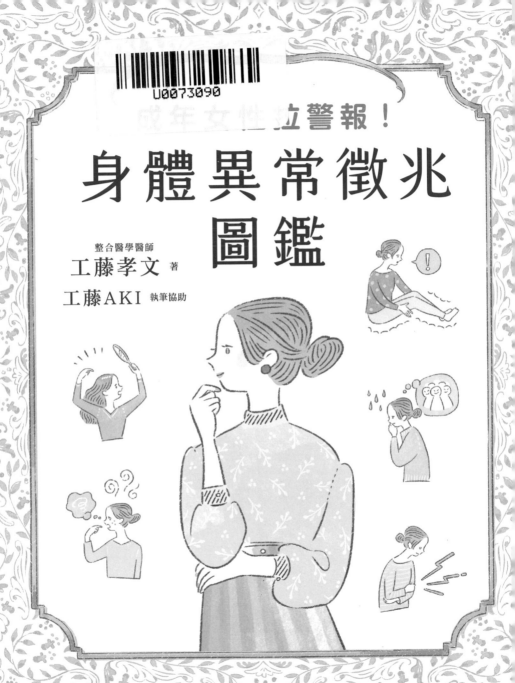

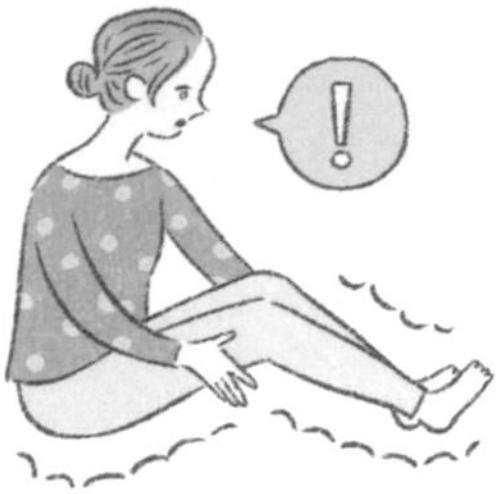

前言

每天為了工作、家務、育兒而忙得焦頭爛額的各位女性。

妳是不是在不知不覺間累積許多疲勞與壓力，進而帶給身體莫大的負擔呢？

每一天好好面對自己的身體，多花些心思注意身體發出的警訊，或許能從中發現疏忽且意想不到的不適症狀。例如慢性疲勞、情緒不穩、便祕、發冷、浮腫、焦躁不安、心悸、容易喘、頭痛、皮膚狀況不佳等，雖然這些症狀並非全由疾病引起，卻可能出現在任何人身上。

造訪我診所的人當中，不少人因為忙碌而經常忽視這些小症狀，甚至也不太關心可能演變成慢性症狀，這一點令我感到相當驚訝。然而放任小症狀不管，日後可能變成嚴重疾病，萬萬不可掉以輕心。

出現在身體上的症狀，其實是一種生物體警報，為了通知我們身體不舒服。唯有不逃避且逐一採取對策，才能有效防範疾病發生，確保每天身心靈健康。

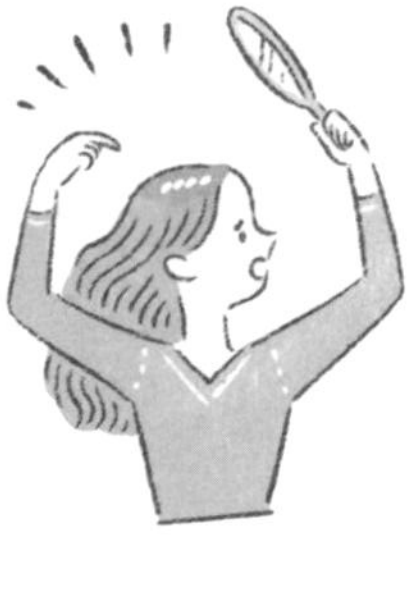

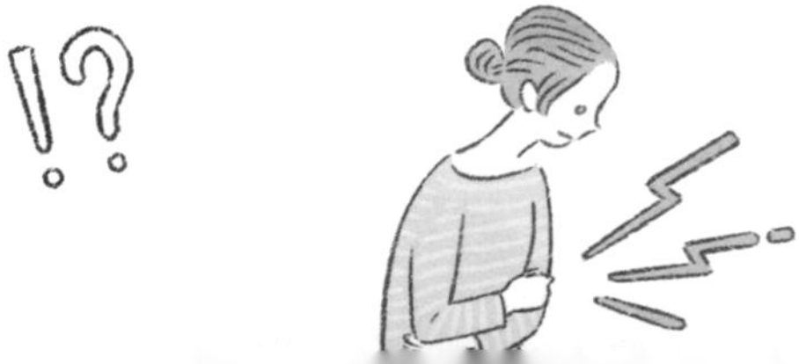

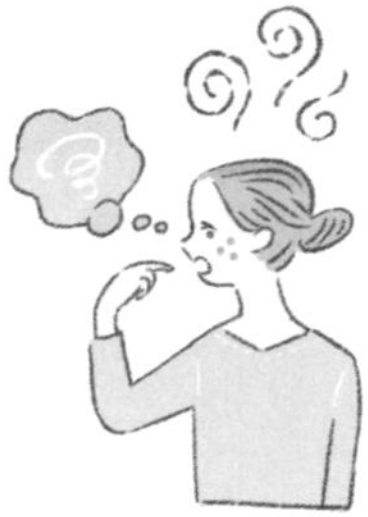

本書將依手、腳等各個部位盡量為大家詳細介紹容易發生在女性身體的輕微、重度症狀。並且說明症狀發生原因、可能出現這些症狀的典型疾病，以及自我保健方法。

身體出現某些警訊不代表肯定會罹患書中列舉的疾病，除非是擁有專業知識的醫師，否則無法根據症狀做出正確判斷。因此一旦發現症狀，建議盡快接受專科醫師的診斷。

另外，透過重新審視日常生活習慣或自我保健仍舊無法改善症狀，或者症狀日漸嚴重且妨礙日常生活，這些情況都可能演變成重大疾病，請大家不要忍耐，務必盡快諮詢專科醫師。

希望這本書能幫助大家謹慎對待身體的各種警訊，確保每天身心靈健康。

工藤孝文

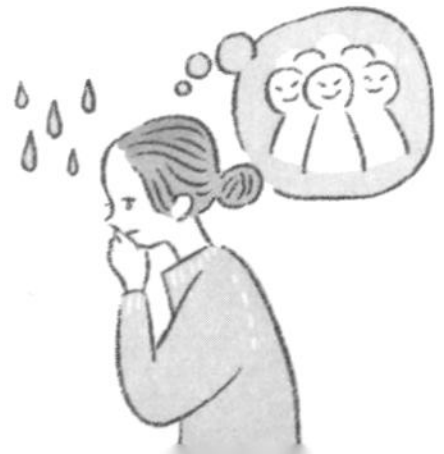

目錄

第2章 臉部

第3章 上半身

軀幹（胸部、內臟）

手部、手臂、肩膀

乳房

腰部

第4章 下半身

腹部、下腹部

足部、膝蓋、足底

第5章 心理

本書使用方法

為了每天忙碌工作的妳，
本書依頭部、臉部、上半身、下半身、心理各部位區分，
方便妳找出平時容易疏忽，或者經常視而不見的身體異常徵兆。
防範身體不適的身體健康管理固然重要，但難免有百密一疏的情況發生，
希望這本書能讓妳更加關注身體發出的各種聲音。

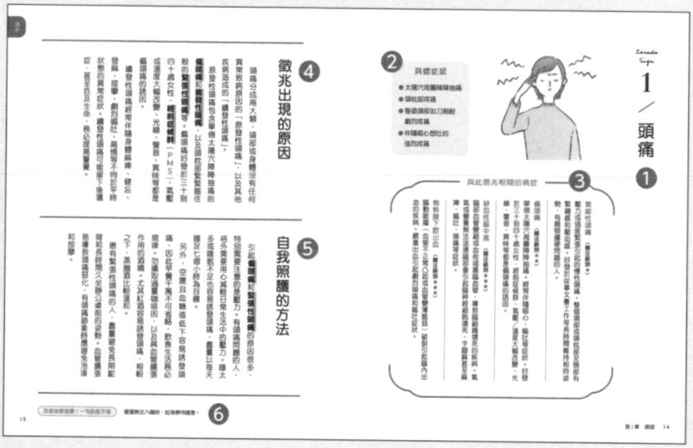

❶身體異常徵兆

依身體部位列舉常見症狀。請試著尋找自己覺得在意的徵兆。

❷具體症狀

稍微解說症狀，方便大家具體想像身體異常徵兆。

❸與此徵兆相關的病症

收錄發生可能性較大的病症，並且設定需要特別留意與否的關注級別（★輕度／★★中度／★★★重度）。然而並非出現某些症狀即代表某種疾病，或者放任不管肯定演變成某種疾病，書中內容同書末病症索引（P207）都僅供大家參考。

❹徵兆出現的原因

除了具體解說徵兆，也基於外在因素與生活習慣等觀點說明徵兆出現原因。另一方面，除了③列舉的病例之外，也列出一些可能發生的疾病。

❺自我照護的方法

介紹一些消除徵兆或緩和症狀，讓身體感到舒服的訣竅，以及改善生活習慣的技巧。如果還是無法改善症狀或不舒服到難以忍受，務必及早接受醫師的診療。

❻改善身體健康！一句話處方箋

隨機介紹日常生活中有助健康、美容的小知識。不必太嚴肅，輕鬆閱讀就好，若有適合自己的小處方，不妨嘗試看看。

本書所撰寫的內容並非「答案」或「百分之百正解」。只是希望讓大家知道自己身體裡「有可能發生」的問題，減少因為「未知」而產生的不安。

第 1 章

頭部

Head

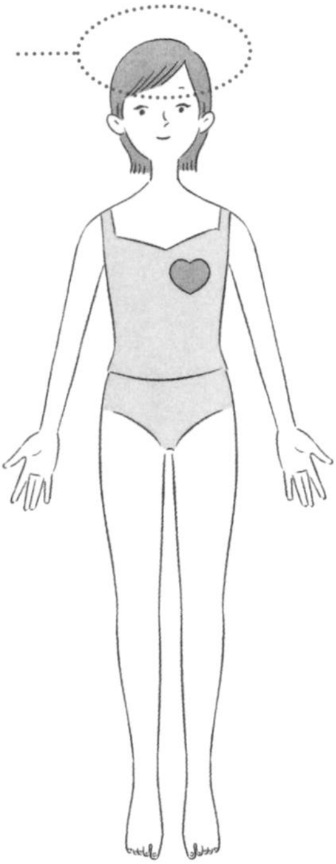

頭部問題大致分為腦、頭皮和毛髮。
除疼痛症狀外，甚至可能影響外觀，讓勤奮努力的妳深感苦惱。
但幸好出現在頭部的症狀多半較為明顯，
首要之務即是正視問題，千萬不要置之不理。

Karada Sign

1／頭痛

具體症狀

- 太陽穴周圍陣陣抽痛
- 頭枕部疼痛
- 整個頭部如刀割般劇烈疼痛
- 伴隨噁心想吐的強烈疼痛

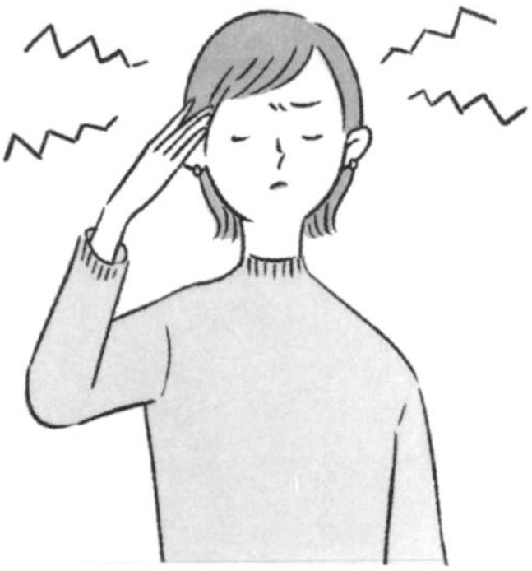

與此徵兆相關的病症

緊縮性頭痛〈關注級別★〉

壓力或過度緊張引起的慢性頭痛。整個頭部或頭枕部至頸部有緊繃感和壓迫感。好發於從事文書工作等長時間維持相同姿勢，有肩頸僵硬問題的人。

偏頭痛〈關注級別★★〉

單側太陽穴周圍陣陣抽痛。經常伴隨噁心、嘔吐等症狀。好發於三十到四十歲女性，經前症候群、氣壓／溫度大幅改變、光線、聲音、異味等都是偏頭痛的誘因。

缺血性腦中風〈關注級別★★★〉

腦部血管變細或血栓堵塞腦血管，導致腦組織壞死的疾病。氧氣或營養無法送達腦部會引起腦神經細胞壞死、手腳麻甚至麻痺、嘔吐、頭痛等症狀。

蜘蛛膜下腔出血〈關注級別★★★〉

腦動脈瘤（血管不正常凸起或血管變薄脆弱）破裂引起腦內出血的疾病。嚴重出血引起劇烈頭痛和嘔吐症狀。

徵兆出現的原因

頭痛分成兩大類，頭部或身體沒有任何異常致病原因的「原發性頭痛」，以及其他疾病造成的「續發性頭痛」。

原發性頭痛包含單側太陽穴陣陣抽痛的**偏頭痛**和**叢發性頭痛**，以及頭枕部緊緊箍住般的**緊張性頭痛**等。偏頭痛好發於三十到四十歲女性，**經前症候群**（PMS）、氣壓或溫度大幅改變、光線、聲音、異味等都是偏頭痛的誘因。

續發性頭痛經常伴隨身體麻痺、健忘、發麻、痙攣、劇烈嘔吐、高燒等不同於平時狀態的異常症狀。續發性頭痛可能留下後遺症，甚至危及生命，務必提高警覺。

自我照護的方法

引起**偏頭痛**和**緊張性頭痛**的原因很多，特別需要注意的是壓力。有頭痛問題的人，格外需要用心減輕日常生活中的壓力。睡太多或睡眠不足也容易誘發頭痛，盡量以每天睡足七個小時為目標。

另外，空腹且血糖值低下容易誘發頭痛，因此早餐千萬不可省略，飲食生活務必規律。勿攝取過量咖啡因，以及具血管擴張作用的酒精。尤其紅酒容易誘發頭痛，相較之下，蒸餾酒比較溫和。

患有緊張性頭痛的人，盡量避免長期駝背和長時間久坐辦公桌前的姿勢。血管擴張易導致頭痛惡化，有頭痛跡象時應避免泡澡和按摩。

改善身體健康！一句話處方箋　遲遲無法入睡時，起身靜待睡意。

Karada Sign

2 / 眩暈

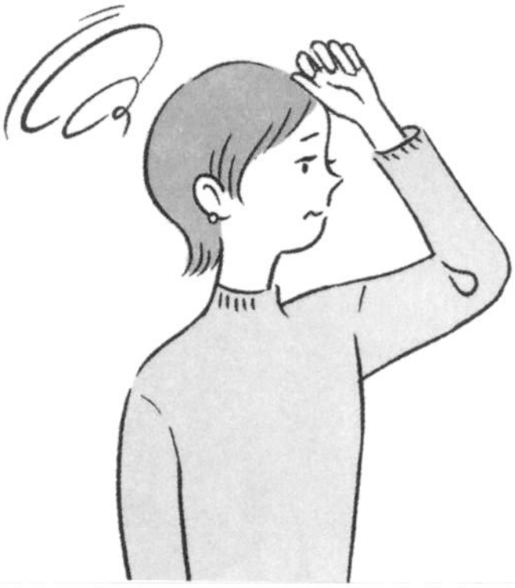

具體症狀

- 目眩
- 身體搖晃
- 起身時感到暈眩
- 感覺天旋地轉

與此徵兆相關的病症

良性陣發性姿勢性眩暈〈關注級別★★〉

發病原因多與內耳的耳石脫落至三半規管有關。常見症狀有感覺身體失衡，自己的身體或周圍環境在旋轉。好發於長時間久坐辦公桌前的人。

梅尼爾氏症〈關注級別★★〉

內耳的內淋巴液過度分泌造成水腫的疾病。發作時經常伴隨回轉性暈眩、耳鳴、耳悶塞感、聽覺障礙、噁心、嘔吐等症狀。症狀時常反覆發作。

突發性耳聾〈關注級別★★〉

不明原因導致內耳發炎，引起聽力受損的疾病。症狀多半出現在單側耳朵，包括耳鳴、眩暈、耳悶塞感。

椎基底動脈循環不全症〈關注級別★★〉

負責供應腦部血液的重要血管椎動脈因暫時性血液量減少，導致腦部血液不足的疾病。常見症狀有眩暈、麻木、昏厥等。

徵兆出現的原因

眩暈分為自己和周圍環境旋轉的回轉性眩暈、感覺身體像騰雲駕霧般的浮動性眩暈，以及起身頭暈的昏厥型眩暈。

眩暈其實是內耳、腦內疾病或其他原因引起的症狀。內耳器官出問題時，多半會引起**良性陣發性姿勢性眩暈**、**梅尼爾氏症**或**突發性耳聾**。

腦部病變**椎基底動脈循環不全症**、**腦幹梗塞**、**小腦出血**等則容易引起回轉性眩暈和浮動性眩暈。

其他還包含**姿態性低血壓**（起身頭暈）、**心律不整**等心臟疾病、**迷走神經反射**、貧血、心因性疾病等因素。若眩暈症狀影響日常生活或頻繁發作，務必盡快接受醫師的診療。

自我照護的方法

與眩暈息息相關的三半規管容易受到壓力、疲勞、睡眠不足的影響，進而因過敏反應造成眩暈。伴隨眩暈症狀的**梅尼爾氏症**也容易因為壓力、身心疲勞、睡眠不足而發病，唯有減輕身心負擔，才能有效預防。

建議多費心思減輕壓力、維持作息規律的生活、攝取營養均衡的飲食、適度運動、做伸展操，以及睡眠充足。

眩暈往往無法根治且容易一再復發。感覺不舒服時，請不要一再忍耐，及早尋求醫師的協助。除了眩暈外，合併複視、手腳麻木等症狀時，疑似有腦部疾病，請盡速就醫接受診療。

改善身體健康！一句話處方箋　疲勞時更應該做些輕度運動。

Karada Sign

3／掉髮

具體症狀

- 局部掉髮
- 均匀性掉髮，整體變稀疏

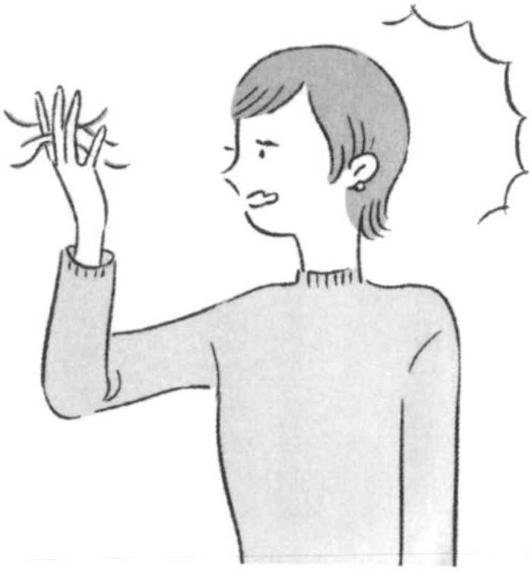

與此徵兆相關的病症

女性雄性禿（FAGA）〈關注級別★★〉

女性荷爾蒙、男性荷爾蒙分泌量改變引起的掉髮症。會有頭髮整體變稀疏，頭頂部髮量變少，髮質變細軟等症狀。

瀰漫性掉髮〈關注級別★★〉

大範圍均勻性掉髮，好發於女性。尤其頭頂部的頭髮變稀疏。

圓禿〈關注級別★〉

壓力等身心負荷對頭皮造成不良影響，引起區域狀的圓形掉髮。容易發生在懷孕期間或生產後荷爾蒙產生變化的時候。

產後掉髮症〈關注級別★〉

容易發生在女性荷爾蒙分泌量改變的生產前後期的暫時性掉髮。除了掉髮量增加，髮質也會變細軟。多數人的掉髮狀況會於數個月後慢慢改善。

徵兆出現的原因

掉髮原因基本上可分為毛髮進入休止期的自然落髮，以及營養不良與頭皮血液循環不良造成生長期的毛髮掉落。

後者是頭皮疾病、壓力、過度減肥、睡眠不足等生活習慣紊亂、皮脂分泌過旺、紫外線造成頭皮受損、新陳代謝不良、自律神經失調等各種因素引起。

除此之外，染髮、漂髮、燙髮等化學物質的刺激，以及吹頭髮、梳頭髮等外力刺激也都可能造成大量落髮。

尤其夏季，強烈的紫外線傷害，汗水和皮脂阻塞毛孔而滋生細菌，這些都容易導致落髮。另外，炎熱夏季造成營養不良、吃太多冰冷食物也都容易使頭髮變脆弱而脫落與斷裂。

自我照護的方法

感覺掉髮量增加時，首要之務是重新審視生活習慣。避免壓力過大的生活、營養失衡、睡眠不足、不規律的生活作息，以及改善自律神經失調問題。

頭皮僵硬也是毛髮營養不足的原因之一，請養成洗頭時輕輕按摩舒緩頭皮的習慣。皮脂分泌旺盛，頭皮容易黏膩的人，應確實保持頭皮清潔。注意勿攝取過量油脂。新陳代謝不良也會造成落髮，請培養運動習慣。

一天掉髮五十到七十根算是正常現象，秋季會增加至兩百到三百根。洗頭或日常生活中若感覺大量掉髮，可能是頭皮出問題，請盡早諮詢皮膚科醫師。

改善身體健康！一句話處方箋　身體保暖，促進血液循環，免疫力自然提升。

Karada Sign

4／白髮

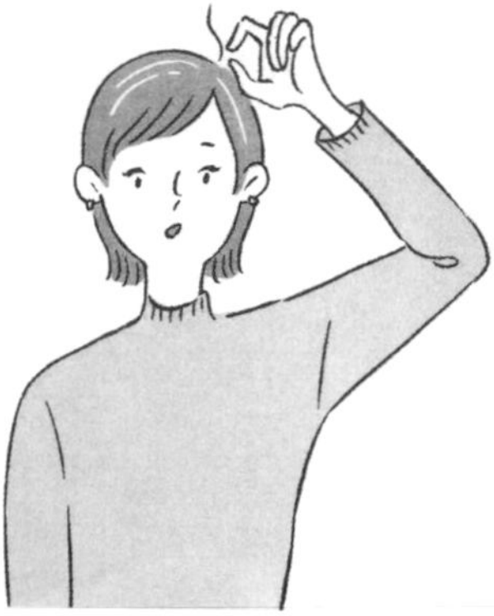

具體症狀

- 整體毛髮開始出現白髮
- 僅局部毛髮變成白髮
- 白髮數量突然大幅增加

與此徵兆相關的病症

甲狀腺機能低下症〈關注級別★★〉

調控身體代謝的甲狀腺荷爾蒙因故分泌不足引起的疾病。常見症狀有體溫下降、肌肉無力、疲勞、想睡、浮腫、白髮增加、落髮等等。

白斑症〈關注級別★〉

使頭髮顏色變黑的酪胺酸和黑色素細胞出現異常現象，導致皮膚和毛髮的色素退化消失的疾病。除了與基因遺傳有關，化妝品成分也是引起白斑症的原因之一。

生長激素缺乏症〈關注級別★★〉

生長激素分泌不足引起的疾病。常見症狀有肌肉和骨骼功能衰退、體脂肪增加、精力／專注力／體力衰退、抑鬱、體毛變少等等。

徵兆出現的原因

頭髮之所以是黑色，是因為毛髮內有黑色素細胞。酵素（酪胺酸）具有活化黑色素細胞的功用，但會隨著年齡增長而衰退，大約三十五歲開始，白髮隨著黑色素細胞的減少而增加。

除此之外，壓力、荷爾蒙分泌失調、睡眠不足、抽菸、紫外線傷害、貧血等也是造成白髮增生的原因。

其他諸如缺乏酪胺酸、必須胺基酸的苯丙胺酸、葉酸、維生素B12、銅等，或者過度攝取牙齒美白劑中的過氧化氫成分，也都容易造成白髮增生。

何時開始冒出白髮與基因遺傳息息相關，因此會有明顯的個別差異。

自我照護的方法

一起補充黑髮所需的黑色素吧。就寢前兩個小時，可以服用葉酸，搭配富含酪胺酸的起司、豆腐一起吃。食用富含維生素B12和鋅的蛤蜊、牡蠣、芝麻、青背魚等也能有效補充黑色素。

壓力造成荷爾蒙失調、交感神經占優勢導致頭皮營養不足，這些也是白髮增生的原因，務必多加留意。頭皮血液循環不良、睡眠不足都會導致惡化。多費心思經營無壓力生活，並且要有充足的睡眠，尤其晚上十點到隔天清晨兩點是生長激素大量分泌的時間。養成按摩頭皮的習慣，促使頭皮放鬆且改善頭皮血液循環。

保護頭皮免受強烈紫外線傷害也是重要關鍵，長時間外出時最好戴帽子或撐把傘。

改善身體健康！一句話處方箋　服用中藥「人參養榮湯」，補養氣血精神好。

Karada Sign

5／頭皮搔癢、丘疹

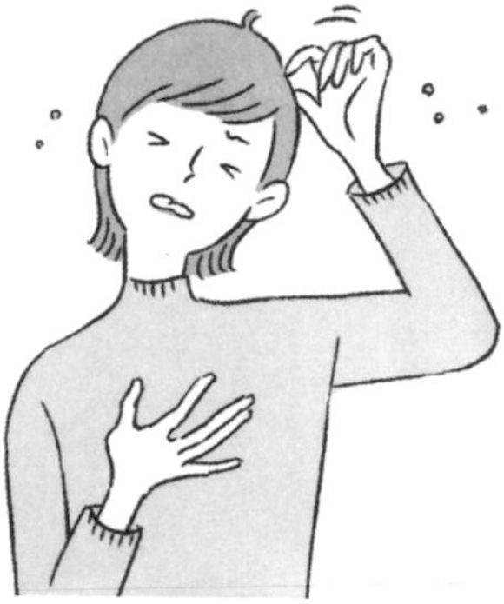

具體症狀

- 頭皮有臭味
- 乾燥且頭皮癢
- 頭皮黏膩
- 形成頭皮屑

與此徵兆相關的病症

脂漏性皮膚炎〈關注級別★〉
皮脂分泌過剩，皮膚常駐菌的皮屑芽孢菌異常增生引起的皮膚炎。常見症狀有頭皮上的濕疹、頭皮癢、油性頭皮屑、頭皮發紅等。

接觸性皮膚炎〈關注級別★〉
不明物質的刺激引起發炎的皮膚炎。常見症狀有搔癢、起疹子、紅腫、皮膚發熱等。也包含異位性皮膚炎、刺激性皮膚炎、日光性皮膚炎。

頭部白癬〈關注級別★★〉
黴菌的一種白癬菌引起頭皮感染的疾病。常見症狀有橢圓形塊狀落髮、形成魚鱗狀的頭皮屑等。算是一種比較罕見的疾病。

尋常性乾癬〈關注級別★〉
主要是免疫系統失調或基因遺傳導致皮膚過度新陳代謝引起的疾病。皮膚細胞增生，變得又厚又硬，還會形成魚鱗狀且不斷剝落的皮屑。

徵兆出現的原因

頭皮問題中，搔癢是最令人感到困擾的一種。

不當保養或皮脂分泌過剩造成頭皮或身體的常駐菌（皮屑芽孢菌）異常增生，進而破壞皮脂結構釋出大量脂肪酸到皮膚上，一旦皮膚更新周期受到干擾破壞，便會產生搔癢、黏膩、頭皮乾燥等各種症狀。

另一方面，睡眠不足、疲勞蓄積的不良生活習慣，以及攝取過量脂質的不當飲食生活、紫外線傷害、壓力、不適合膚質的洗髮精或護髮油等也是導致頭皮出現各種不適症狀的原因。

自我照護的方法

遇到頭皮搔癢、油膩、有味道時，大家通常會增加洗頭次數，或者使用效果更強的洗髮精，但這麼做反而容易使皮脂與常駐菌之間的微生態失衡，導致頭皮乾燥情況惡化。

正確的洗頭方法是洗頭前先梳理頭髮，刷掉塵埃和髒汙，然後以大約38℃的熱水初步沖洗一分鐘，接著以弱酸性洗髮精輕輕按摩頭皮與搓洗頭髮。洗髮精或潤絲精若殘留於頭皮上易造成丘疹，務必用清水沖洗乾淨。每天晚上洗頭一次最為理想。

潮濕狀態易使皮屑芽孢菌異常繁殖，建議洗頭後立即吹乾。頭皮若過於乾燥，可於洗髮後塗抹頭皮專用精華液等保濕。

改善身體健康！一句話處方箋　洗澡洗頭後馬上用吹風機吹乾。潮濕狀態容易造成黴菌等微生物過度繁殖。

Karada Sign

6／頭皮變色

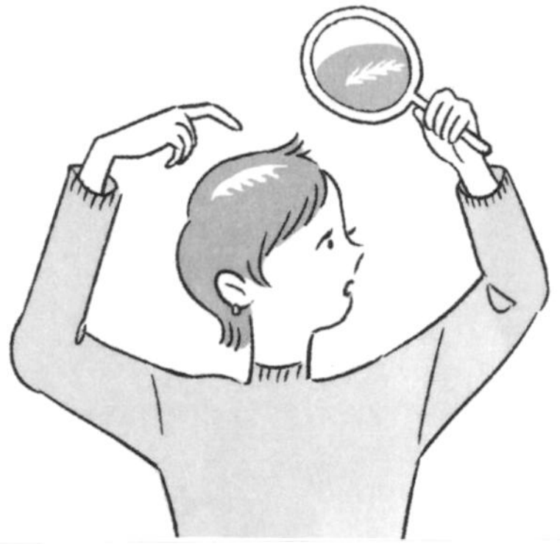

具體症狀

- 頭皮變黃色
- 頭皮變褐色
- 頭皮變紅色

與此徵兆相關的病症

脂漏性皮膚炎〈關注級別★〉

皮脂分泌過剩，皮膚常駐菌的皮屑芽孢菌異常增生引起的皮膚炎。常見症狀有頭皮上長濕疹、頭皮癢、油性頭皮屑、頭皮發紅等。

接觸性皮膚炎〈關注級別★〉

不明物質的刺激引起發炎的皮膚炎。常見症狀有搔癢、起疹子、紅腫、皮膚發熱等。也包含異位性皮膚炎、刺激性皮膚炎、日光性皮膚炎。

徵兆出現的原因

健康的頭皮是帶點透明感的青白色，一旦變成黃色、褐色或紅色，代表頭皮出問題。

壓力、不良生活習慣或飲食習慣造成皮脂分泌過剩，進而使頭皮因氧化變成黃色。

若不加以處理，當頭皮發炎且血液循環變差，頭皮會進一步變成紅色。頭皮發炎通常因洗髮精或護髮油殘留、過度洗髮、紫外線傷害而引起。吹風機的熱風等刺激、染髮劑中界面活性劑成分等化學物質刺激、過敏反應都是頭皮變紅的原因。

長時間血液循環不良、強烈紫外線傷害使頭皮呈灼傷狀態，則可能造成頭皮變成褐色。

自我照護的方法

黃色頭皮表示皮脂分泌過多，應盡量避免頭皮乾燥、保持乾淨，並且養成良好生活習慣。少吃油脂含量高的食物，多攝取維生素和礦物質。使用滋潤頭皮且能補給營養素的精華液。

紅色頭皮表示頭皮正處於發炎狀態，避免壓力、睡眠不足、不規律的生活習慣和紫外線傷害以緩解發炎反應。建議使用低刺激性的胺基酸洗髮精，或者含天然抗發炎成分的洗髮精。

頭皮變色不加以處理的話，日後恐導致掉髮或長出大量白髮，建議及早諮詢皮膚科醫師。另外最重要的一點就是改善生活習慣。

改善身體健康！一句話處方箋　甜酒可以改善腸道環境，對養顏美容也有不錯的效果。

Karada Sign

7 / 頭皮疼痛

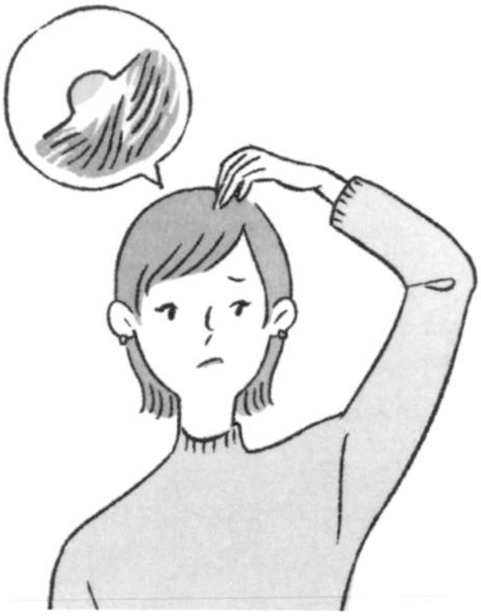

具體症狀

- 按壓腫脹部位會痛
- 疼痛和搔癢同時發生
- 頭皮麻痛

與此徵兆相關的病症

毛囊炎〈關注級別★〉

皮脂或髒汙堵塞毛孔，造成毛囊因細菌感染發炎的疾病。膿液積聚在毛囊裡形成小腫塊。常見症狀有頭皮刺痛、灼熱感、頭皮發紅等。

接觸性皮膚炎〈關注級別★〉

不明物質的刺激引起發炎的皮膚炎。常見症狀有搔癢、起疹子、紅腫、皮膚發熱等。也包含異位性皮膚炎、刺激性皮膚炎、日光性皮膚炎。

頭皮神經痛〈關注級別★〉

肩膀僵硬或動脈硬化等刺激枕神經和眶上神經，引起頭皮陣陣刺痛的神經痛疾病。

帶狀皰疹〈關注級別★★〉

免疫力下降時，潛藏在體內的水痘帶狀皰疹病毒再次復發引起的疾病。身體或臉上長出水皰狀的濕疹，皮膚也感到一陣陣刺痛和強烈搔癢。

徵兆出現的原因

種種原因造成頭皮的皮脂分泌過剩，頭皮容易因為**毛囊炎**或**脂漏性皮膚炎**等問題而產生疼痛症狀。

皮脂分泌過剩是壓力、睡眠不足、不規律的生活習慣、紫外線傷害、頭皮沒洗乾淨、過度清潔造成頭皮乾燥、攝取過多脂質等因素所致。

造成頭皮負擔的洗髮精、護髮油或美髮造型劑等也可能誘發頭皮發炎，產生疼痛症狀。

另外，長時間久坐辦公桌前或缺乏運動造成的肩膀僵硬、**動脈硬化**也可能引起**頭皮神經痛**。

自我照護的方法

皮脂分泌過剩時，盡量避免壓力、睡眠不足、不規律的生活、紫外線傷害、過度洗髮等誘因。建議每天洗頭一次就好。

選用對肌膚溫和且無負擔的洗髮精或護髮油。頭皮疼痛強烈，或者伴隨濕疹、潰爛等症狀時，請盡速前往皮膚科就診。

疑似**頭皮神經痛**時，建議先諮詢醫師的專業意見。平時也要多費心解決缺乏運動和肩膀僵硬的問題。

改善身體健康！一句話處方箋　適度攝取豬油可以預防癌症。

column

找回健康的身體！
重點建議 ❶

舒緩僵硬的頭皮

促進血液循環，身心皆放鬆

大家知道頭皮僵硬和身心不適、臉部老化等問題息息相關嗎？頭皮部位有額肌、顳肌、枕肌等肌肉，主要由自律神經控制。疲勞和壓力導致交感神經（活化身體的自律神經之一）占優勢時，容易引起頭皮肌肉僵硬、血液和淋巴液流動停滯、神經受到壓迫等身體不適症狀。

這些頭皮肌肉在不知不覺間變僵硬，因此平時要經常按摩頭皮加以舒緩。洗頭時用雙手按摩頭皮，促使血液循環並活化調節自律神經的腦內下視丘。調節好自律神經，自然能引導身心慢慢放鬆。

另外，頭部ＳＰＡ和頭部瑜珈也能緩解頭皮僵硬，調節自律神經，具有相當不錯的放鬆效果。

如果放任頭皮僵硬不管，一旦營養無法送達頭髮，將可能導致掉髮、頭髮變稀疏、甚至白髮斑斑。頭皮和相鄰臉部皮膚的血液循環惡化時，也可能招致下垂、斑點、皺紋等皮膚老化現象。

培養護理頭皮的習慣，才能永保美麗與健康。

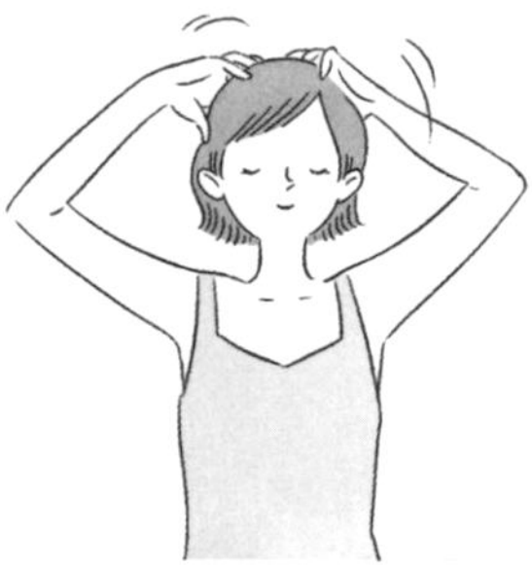

第2章

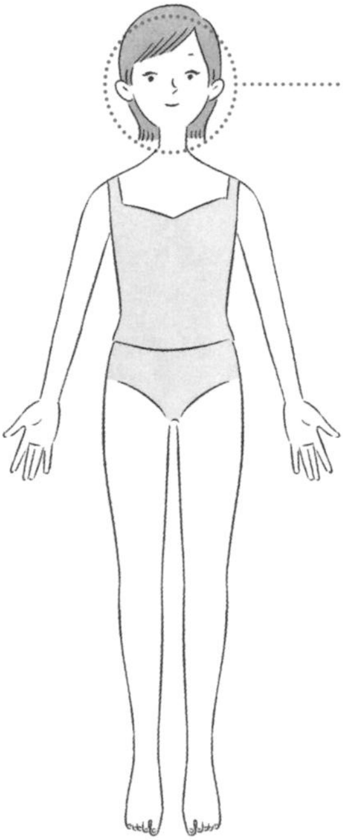

臉部

Face

- 肌膚
- 眼睛
- 耳朵
- 鼻子
- 口腔、喉嚨
- 頸部

出現在臉部的徵兆都極為明顯，
而且覺得不舒服的部位也多半對感官造成影響。
希望大家能及早發現並即時給予照護，
臉部狀況良好，整個人也會顯得開朗且積極。

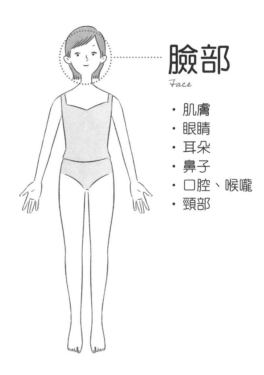

Karada Sign

1 / 皮膚乾燥

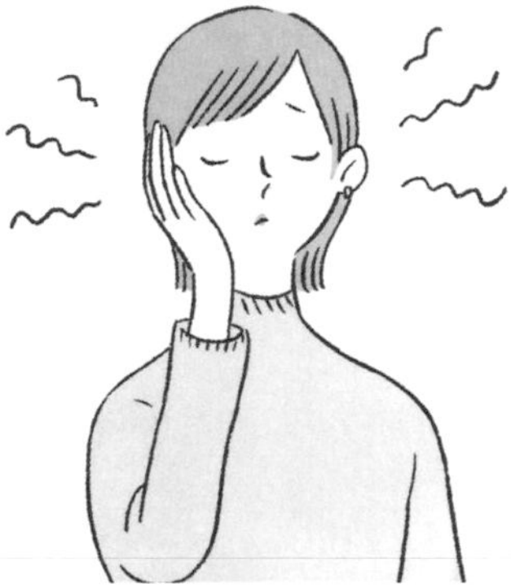

具體症狀

- 粗糙、乾硬
- 白色皮屑
- 緊繃
- 搔癢

與此徵兆相關的病症

乾燥性皮膚炎 〈關注級別★〉

環境極度乾燥導致保護皮膚的屏障功能失去作用的疾病。皮膚乾燥情況惡化時，出現強烈搔癢、發紅、長水疱等症狀。

異位性皮膚炎 〈關注級別★★〉

屏障功能衰退使皮膚對某些物質（食物、塵蟎、灰塵、黴菌、花粉、動物毛屑等）產生過敏反應而引起發炎的疾病。常見症狀有乾燥、濕疹、搔癢等。

甲狀腺機能亢進症（葛瑞夫茲氏病） 〈關注級別★★〉

自體免疫系統疾病導致甲狀腺分泌過多甲狀腺荷爾蒙（調控身體細胞代謝的荷爾蒙）的疾病。常見症狀有血壓上升、心跳加速、心律不整、心悸、大量流汗、燥熱、生理期不順、皮膚乾燥、睡眠障礙等。

修格蘭氏症候群 〈關注級別★★〉

自體免疫系統疾病引起發炎，導致無法製造眼淚和唾液的疾病。常伴隨皮膚乾燥、乾眼症、口乾症、全身發炎等症狀。

徵兆出現的原因

充滿皮膚細胞之間的神經醯胺（細胞間脂質）和覆蓋於皮膚角質層表面的皮脂膜，都具有防止水分蒸發與預防異物入侵的屏障功能。一旦屏障功能衰退，皮膚無法保持水分，便容易造成皮膚表面乾燥。

屏障功能衰退的原因包含年齡增長、皮膚更新周期紊亂、紫外線傷害、增加皮膚負擔的護膚保養、不流汗的生活、皮脂分泌減少等等。其中皮膚更新周期紊亂是因為不良生活習慣和不當飲食生活、壓力而引起。皮脂分泌量較少的臉部四周、手肘、膝蓋、小腿、足底等是最容易乾燥的部位。

其他像是皮膚炎、甲狀腺荷爾蒙分泌異常等也可能引起皮膚乾燥症狀。

自我照護的方法

平時多費心採取臉部保濕、室內加濕、預防紫外線等因應對策。

並且積極攝取美容成效高的營養素（蛋白質、必需脂肪酸、鋅、維生素B群、膠原蛋白等）。

另外，皮膚更新周期紊亂易造成老舊角質堆積，進而導致細胞間脂質等難以生成保濕成分並引起乾燥。

調整皮膚更新周期時必須盡量避免壓力與睡眠不足，用心打造高品質睡眠和養成規律飲食習慣。

偏食或過度減肥也是造成皮膚乾燥的原因之一，務必多加留意。

改善身體健康！一句話處方箋　建議睡前一至兩小時洗澡。深部體溫下降後，比較容易感到睡意。

Karada Sign

2 / 膚況不佳

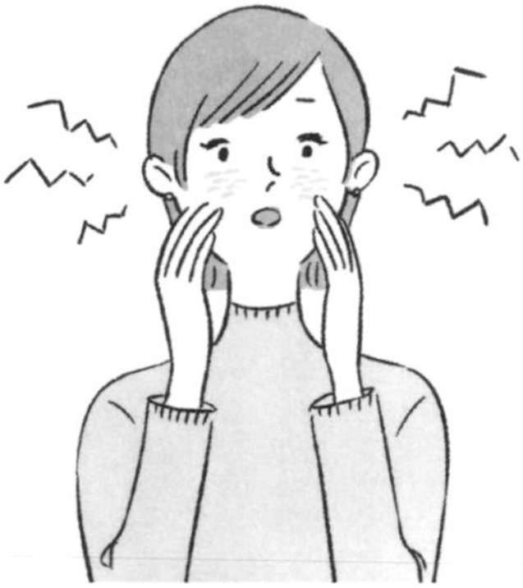

具體症狀

- 搔癢
- 長濕疹
- 紅腫
- 皮膚乾燥

與此徵兆相關的病症

蕁麻疹〈關注級別★〉

室內塵埃、花粉、食物等過敏原物質的刺激引起發炎的疾病。常見症狀有紅色或粉紅色的腫塊、搔癢。疲勞或壓力易導致症狀惡化。

乾燥性皮膚炎〈關注級別★〉

環境極度乾燥導致保護皮膚的屏障功能失去作用的疾病。皮膚乾燥情況惡化時，出現強烈搔癢、發紅、長水疱等症狀。

異位性皮膚炎〈關注級別★★〉

屏障功能衰退使皮膚對某些物質（食物、塵蟎、灰塵、黴菌、花粉、動物毛屑等）產生過敏反應而引起發炎的疾病。常見症狀有乾燥、濕疹、搔癢等。

徵兆出現的原因

皮膚更新周期紊亂等因素造成皮膚屏障功能（防止水分蒸發和異物入侵，保護皮膚的皮脂膜）衰退，再加上病毒、細菌、紫外線、乾燥等刺激引起各種膚況不佳問題。

相較之下，原本是乾燥肌或敏感肌的人往往有屏障功能衰退的問題，也因此容易出現膚況不佳的狀態。

使用刺激性強的化妝品、肌膚保養方法不當、**異位性皮膚炎**等過敏反應、塵蟎等蟲類引起的皮膚炎、月經來前的荷爾蒙失調、壓力和疲勞引起的**蕁麻疹**等都會造成膚況不佳。

自我照護的方法

預防膚況不佳的首要之務是調整皮膚更新周期。盡量避免睡眠不足、抽菸、疲勞、飲酒過量、缺乏運動、不合理的減肥、發冷、便祕、不當飲食等生活習慣。

除此之外，確實攝取皮膚所需的營養素。想要皮膚漂亮，需要足夠的綜合維生素，適度補充保健食品能輔助攝取維生素B群。解決便祕問題，增加好菌以改善腸道環境也是重要環節。

平時多保持皮膚濕潤，盡量避免過度洗臉以造成皮膚乾燥。為了避免痤瘡桿菌繁殖，回家後確實卸妝並做好清潔工作，打造乾淨的皮膚環境。

改善身體健康！一句話處方箋　食用富含酪胺酸的起司有助於預防白髮。

Karada Sign

3／濕疹、丘疹

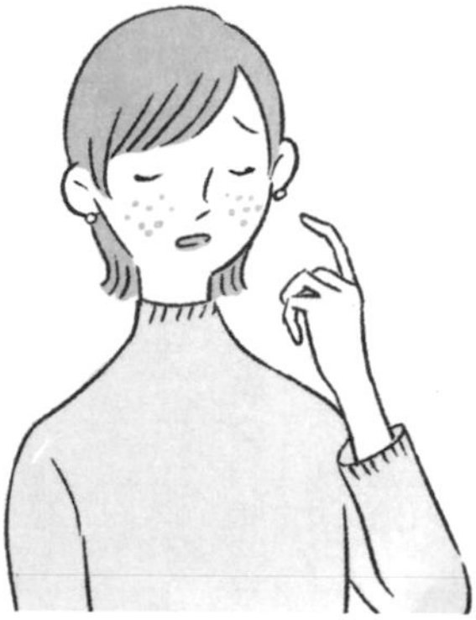

具體症狀

- 長一顆顆突起的紅疹
- 潰爛
- 發紅、搔癢

與此徵兆相關的病症

接觸性皮膚炎〈關注級別★〉

不明物質的刺激引起發炎的皮膚炎。常見症狀有發癢、起疹子、紅腫、皮膚發熱等。也包含異位性皮膚炎、刺激性皮膚炎、日光性皮膚炎。

脂漏性皮膚炎〈關注級別★〉

皮脂分泌過剩，皮膚常駐菌的皮屑芽孢菌異常增生引起的皮膚炎。常見症狀有頭皮上長濕疹、頭皮癢、油性頭皮屑、頭皮發紅等。

異位性皮膚炎〈關注級別★★〉

屏障功能衰退使皮膚對某些物質（食物、塵蟎、灰塵、黴菌、花粉、動物毛屑等）產生過敏反應而引起發炎的疾病。常見症狀有乾燥、濕疹、搔癢等。

徵兆出現的原因

濕疹大致分成兩種，一種是不明原因引起皮膚發炎，在這種狀態下又因體內不適誘發濕疹；另外一種則是外界刺激誘發濕疹。

體內不適引起的濕疹多半是乾燥肌、皮脂分泌異常（**脂漏性皮膚炎**）、荷爾蒙失調所致。

外界刺激誘發的濕疹則稱為丘疹（**接觸性皮膚炎**），因蚊蟲叮咬、化學物質的刺激、紫外線或乾燥等的物理刺激、過敏原物質的刺激等而引起。

自我照護的方法

乾燥肌或敏感肌的人容易長丘疹，請盡量做好皮膚的保濕工作以提高屏障功能。

如果是外界刺激引起丘疹，請諮詢醫師並針對原因採取對策。採取因應對策仍舊無法治好丘疹時，疑似罹患皮脂分泌異常的**脂漏性皮膚炎**或**缺脂性皮膚炎**，務必接受醫師的評估與治療。

另外，過敏原物質引起濕疹的情況，由於可能誘發**過敏性休克**（恐危及生命的全身性過敏反應），應盡速接受醫師的診治。

改善身體健康！一句話處方箋　吃東西速度太快易造成肥胖。每餐至少花十五分鐘以上，細嚼慢嚥。

Karada Sign

4 / 青春痘

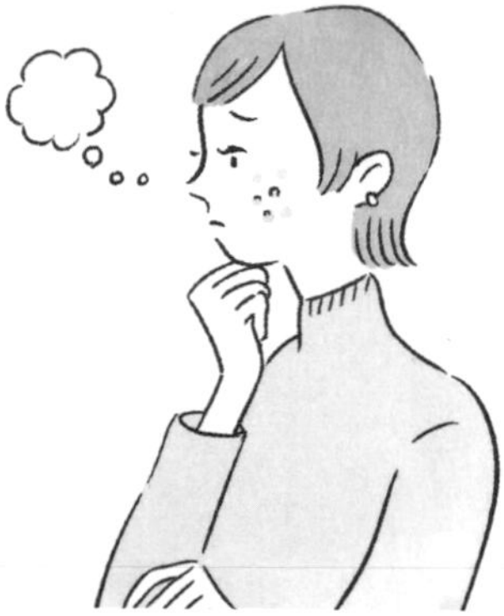

具體症狀

- 長一顆顆突起的紅疹
- 長一顆顆白色突起物

與此徵兆相關的病症

尋常性痤瘡（青春痘）〈關注級別★〉

毛孔阻塞發炎，長出一顆顆紅色突起物或膿疱的皮膚炎。紅疹和膿疱多長在皮脂分泌旺盛的臉部、背部或胸口。皮脂堆積使突起物看起來呈白色。

圓盤狀紅斑狼瘡〈關注級別★★〉

紫外線或寒冷等刺激誘發免疫系統失調，進而引起皮膚發炎、起疹子等不明原因的疾病。除了臉部、頭部、手腳等皮膚長疹子，還會有胸痛、呼吸困難、嘴唇發紫等症狀。

徵兆出現的原因

年輕時長青春痘是因為皮脂過度分泌阻塞毛孔，導致痤瘡桿菌大量繁殖而引起發炎。

成年後長成人痘則是因為壓力、不規律生活習慣、皮膚乾燥、女性荷爾蒙減少等導致皮脂分泌增加並阻塞毛孔而引起發炎。

皮膚更新周期紊亂造成屏障功能降低也是形成成人痘的誘因之一。

另一方面，用帶有細菌的手觸摸臉部也可能引起各種皮膚問題。

自我照護的方法

皮膚乾燥促使皮脂分泌增加，但這可能造成毛孔阻塞，因此平時務必做好保濕工作。但過度清潔反而會使乾燥肌的情況惡化，切記適度洗臉就好。

隨時保持皮膚乾淨。毛髮髒汙、頭髮造型劑、洗髮精、護髮油等殘留容易導致痤瘡桿菌異常增生。寢具或毛巾等會接觸皮膚的日常生活用品也應該定期更換與清洗，隨時保持乾淨。

荷爾蒙失調也是原因之一，盡量避免容易引起壓力或自律神經失調的生活習慣。勿攝取過量糖分與脂質，多吃能夠改善腸道環境的食物，並且養成運動習慣。

改善身體健康！一句話處方箋　眼睛疲勞時，看遠、看上下左右，讓眼睛適度伸展。

Karada Sign

5／痣、雀斑、黑斑

具體症狀

- 長黑色或褐色的痣
- 顏色深淺不一的痣愈來愈大
- 長淡褐色斑點

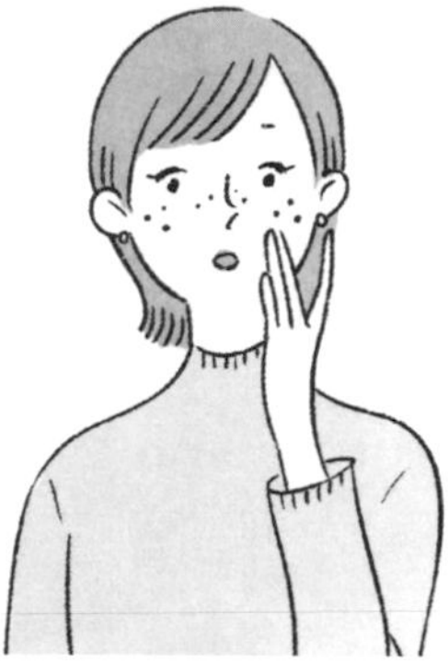

與此徵兆相關的病症

皮膚癌（惡性黑色素瘤）〈關注級別★★★〉

紫外線等刺激使黑色素細胞產生惡性變化的癌症。基本上發生於皮膚，但也可能發生在指甲、黏膜或眼球等部位。看起來像是痣，但顏色深淺不一，而且愈來愈大。

肝斑〈關注級別★〉

女性荷爾蒙失調造成眼睛周圍和太陽穴附近長出許多左右對稱的淺色雀斑狀斑點。好發於三十到四十歲女性。

徵兆出現的原因

斑點和雀斑是製造黑色素的黑色素細胞（母斑細胞）受到刺激而造成色素沉澱。痣則是一種由黑色素細胞增生形成的腫瘤。雀斑具遺傳性，但痣和斑點則是不規律生活習慣、不當飲食習慣、睡眠不足、壓力等因素引起。

另外，紫外線入侵至皮膚深處的真皮層會促使斑點、雀斑、痣的形成，若再加上皮膚的膠原蛋白遭到破壞，便容易產生皺紋、下垂等皮膚老化現象。

更嚴重的情況是基因和細胞遭到破壞。針對紫外線的刺激，基本上身體會自動開啟修復功能，但過於頻繁的刺激造成基因受損，黑色素細胞可能因此病變，逐漸惡化成**皮膚癌**。

自我照護的方法

確實做好預防紫外線照射的保養工作，能夠有效避免斑點和痣的形成。外出時做好防曬工作，使用陽傘、戴帽子，盡量避免強烈日曬。陰天或室內也要確實預防紫外線照射。

痣有良性和惡性之分，惡性即我們所說的**皮膚癌**。初期難以分辨良性或惡性，但惡性痣的顏色會變得深淺不一，而且愈來愈大。一般而言，除非已經進展至末期，否則幾乎不會有疼痛或搔癢等症狀，因此常有不易察覺而延誤治療的情況發生。

當痣的顏色變得深淺不一且愈來愈大時，請盡快尋求醫師的診治。

改善身體健康！一句話處方箋　感覺有壓力時，先活動一下全身就是了。

Karada Sign

6 ／ 疣

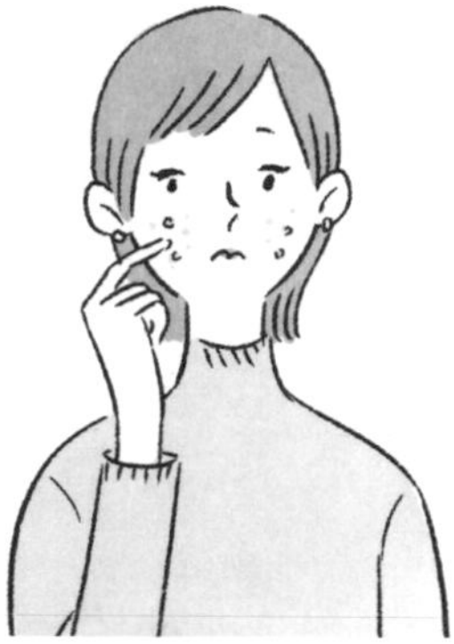

具體症狀

- 長出圓頂狀的突起丘疹
- 長出如水皰般的柔軟突起物
- 突起物愈來愈大

與此徵兆相關的病症

病毒疣（尋常疣）〈關注級別★〉

手部、手指、足底等部位的小傷口，因病毒感染造成病毒疣。有時按壓會有疼痛感。疣的中央多半有黑色出血點。

老年疣〈關注級別★〉

皮膚老化或紫外線傷害造成隆起的黑斑。多發生在容易曝曬於陽光下的臉部、頸部、手臂或頭皮等部位。隨年齡增長而增加。

傳染性軟疣〈關注級別★〉

痘病毒感染引起的疾病。呈圓形丘疹狀，中間有窩狀凹陷。傳染力強，容易在游泳池或海水浴場等場所受到感染，病毒經傷口或皮膚乾燥部位入侵體內。

徵兆出現的原因

疣分成病毒疣、老年疣、傳染性軟疣三種。

絕大多數出現在皮膚上的疣是**病毒疣**。免疫力下降時，病毒容易經傷口入侵皮膚引起感染。

老年疣因年齡增長、紫外線傷害等造成皮膚老化而引起。三十歲左右開始出現，常發生在容易曝曬於陽光下的臉部、頸部、手臂、頭皮等部位。

傳染性軟疣好發於幼童時期。傳染性軟疣也因病毒感染引起，傳染力非常強。在游泳池或公共澡堂等場所，病毒經傷口或皮膚乾燥處入侵皮膚引起感染。

自我照護的方法

為了預防**病毒疣**的發生，在皮膚乾燥部位或除毛刀造成的細小傷口上塗抹乳液加以保護。

也要針對傷口確實進行消毒與包紮，避免病毒入侵。

平時生活就要有規律，提高免疫力以做好萬全準備。

至於預防**老年疣**方面，防止紫外線照射是一大重點。請多加活用帽子、陽傘，確實做好防曬工作。

另一方面，不及時加以治療，疣可能愈來愈大，也可能愈長愈多，務必盡快接受醫師的診治。

改善身體健康！一句話處方箋　皮膚狀況不佳時，多補充蛋白質，例如肉類、雞蛋、乳製品、豆製品。

Karada Sign

7 / 眼睛充血

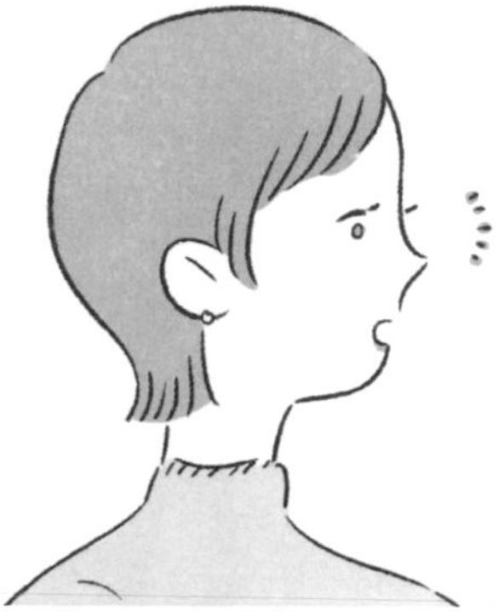

具體症狀

- 眼白部位有明顯的微血管
- 眼白部位變鮮紅色

與此徵兆相關的病症

傳染性結膜炎 〈關注級別★★〉

位於眼球和眼瞼內側的結膜因病毒或細菌感染發炎的疾病。常見症狀有眼睛充血、眼屎多、流眼淚、眼睛有異物感、發熱等。病毒感染引起的傳染性結膜炎，傳染力非常強。

過敏性結膜炎 〈關注級別★〉

花粉等過敏原物質沾附於眼球上，造成覆蓋於眼球和眼瞼內側的結膜發炎。常見症狀有眼瞼腫脹、搔癢、眼睛充血、有異物感等。

翼狀贅片 〈關注級別★★〉

眼白部位的細胞組織不正常增生並侵入瞳孔區的疾病。常見症狀有眼睛充血、乾眼、眼睛疲勞等。

徵兆出現的原因

眼睛充血是因為眼白部位的微血管擴張。最常見的原因是眼睛疲勞、乾眼症等。交感神經因壓力和緊張而處於優勢狀態時，年齡增長導致淚液分泌量減少時，都容易引起眼睛充血。隱形眼鏡造成的乾燥和傷口、感染或紫外線刺激等也可能引起眼睛充血。

另外，花粉等過敏原物質造成**過敏性結膜炎**、病毒或細菌感染造成**傳染性結膜炎**等，也都會因為受到外在刺激而引起結膜充血。

女性經常在眼瞼內側畫眼線，但有時化妝品阻塞瞼板腺引起乾燥，也可能進一步造成眼睛充血。

自我照護的方法

避免眼睛疲勞能有效預防眼睛充血。使用手機或電腦時，眼睛與螢幕之間保持一定距離，並且每隔一段時間讓眼睛休息一下。輕柔按摩或熱敷眼睛能有效舒緩眼睛疲勞。

有乾眼症或配戴隱形眼鏡的人，別忘記點眼藥水和室內加濕以避免眼睛乾燥。

另一方面，過於專注工作時難免減少眨眼次數，必須有意識地增加眨眼頻率。充足的睡眠也是重要環節，睡眠不足會減少淚液分泌量而引起乾眼症。

除了眼睛充血，若伴隨搔癢和眼瞼腫脹等症狀，疑似罹患結膜炎。情況嚴重時可能造成視力模糊，務必及早接受醫師的診治。

改善身體健康！一句話處方箋　抖腳晃腿可以促進足部和全身的血液循環。

Karada Sign

8 / 眼睛癢

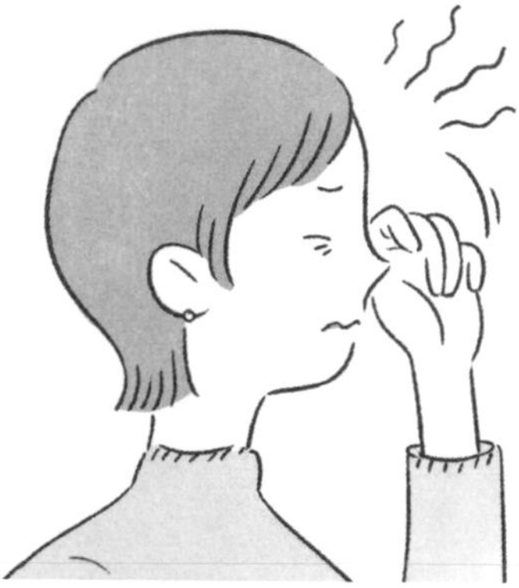

具體症狀

- 眼瞼和眼球搔癢
- 伴隨眼瞼腫脹

與此徵兆相關的病症

花粉熱〈關注級別★〉
杉樹、檜木等花粉刺激眼鼻黏膜引起發炎的過敏症狀。每到花粉飛散季節，就會引起流鼻水、鼻塞、眼睛搔癢、疼痛、流眼淚和充血等症狀。

過敏性結膜炎〈關注級別★〉
花粉等過敏原物質沾附於眼球上，造成覆蓋於眼球和眼瞼內側的結膜發炎。常見症狀有眼瞼腫脹、搔癢、眼睛充血、有異物感等。

傳染性結膜炎〈關注級別★★〉
位於眼球和眼瞼內側的結膜因病毒或細菌感染發炎的疾病。常見症狀有眼睛充血、眼屎多、流眼淚、眼睛有異物感、發熱等。病毒感染引起的傳染性結膜炎，傳染力非常強。

巨乳突結膜炎〈關注級別★〉
常見於隱形眼鏡未徹底清潔而引起發炎的疾病。眼瞼內側有一顆顆白色突起物，另外還有搔癢、充血、眼屎多、流眼淚等症狀。

徵兆出現的原因

眼睛搔癢多半因淚液分泌量減少的乾眼症、配戴隱形眼睛等造成眼睛髒汙而引起。

乾眼症的原因包含長時間使用電腦或手機導致眼睛疲勞、長時間處於冷氣房造成眼睛乾澀。

另一方面，結膜炎是引起眼睛搔癢最具代表性的疾病。發生結膜炎的原因可能是眼睛或隱形眼鏡不乾淨使病毒或細菌入侵，或者花粉、粉塵、動物毛屑、隱形眼鏡髒汙等引起過敏反應所致。

自我照護的方法

刻意增加眨眼頻率、使用眼藥水保持眼睛濕潤、室內加濕、隨時舒緩眼睛疲勞等，透過這些方法預防眼睛乾澀。

徹底清潔眼睛和隱形眼鏡，也能有效預防眼睛搔癢和結膜炎。

千萬不要因為搔癢而用手揉搓眼睛，這樣反而容易造成眼睛受傷或感染。

除了眼睛搔癢，若伴隨充血和眼瞼腫脹等症狀，疑似罹患結膜炎。情況嚴重時可能造成視力模糊，務必及早接受醫師的診治。

改善身體健康！一句話處方箋　易導致血糖值急速上升的果汁最好於飯後飲用。

Karada Sign

9 / 眼睛痛

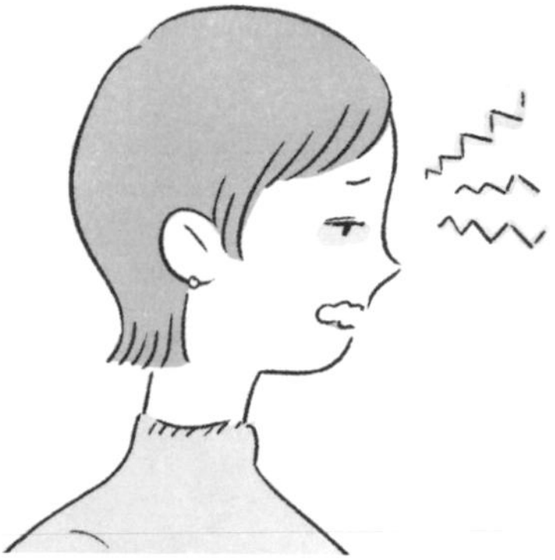

具體症狀

- 眼睛裡有異物感
- 眼睛刺痛、抽痛
- 深入內部的刺痛感
- 長時間鈍痛感

與此徵兆相關的病症

點狀淺層角膜炎 〈關注級別★★〉

角膜表面輕微受損的疾病。因乾眼症、隱形眼鏡、過敏性結膜炎引起。多數患者沒有任何症狀，但傷口數量多的話，可能有異物感和疼痛症狀。

角膜浸潤、角膜潰瘍 〈關注級別★★〉

角膜受傷引起發炎的疾病。常見症狀有眼睛充血、疼痛、異物感等。傷口達深層時可能演變成角膜潰瘍，治療後恐留下視力受損、角膜白濁等後遺症。

角膜炎 〈關注級別★★〉

因細菌或黴菌感染引起角膜發炎的疾病。常見症狀有疼痛、眼睛充血，嚴重時恐造成失明。

青光眼 〈關注級別★★〉

急性青光眼發作時，眼壓急速升高並造成視神經受損。常見症狀有視野縮小、視線模糊、眼睛痛、頭痛、噁心等。若不及早治療，恐造成失明。

徵兆出現的原因

日常生活中常因為髒汙和灰塵等異物入侵眼睛、紫外線或藍光等刺激、不當使用隱形眼鏡或長時間使用手機、電腦造成眼睛疲勞而引起暫時性眼睛疼痛。

除此之外，罹患**花粉熱**的人也容易因為過敏反應感到眼睛搔癢或充血、疼痛。

角膜受傷或感染引起發炎，麥粒腫（針眼）、**青光眼**等也都會出現疼痛症狀。

自我照護的方法

揉搓眼睛、長時間配戴隱形眼鏡等造成眼睛受傷時，容易引發感染和疼痛症狀。務必隨時保持眼睛清潔，並且注意不要揉搓眼睛。

眼妝造成疼痛時容易誘發眼部問題，除了盡量避免讓化妝品接觸黏膜，回家後也務必確實卸除乾淨，勿讓彩妝在眼睛部位停留太久。

眼睛疲勞時，適度休息一下，可以按摩、熱敷並使用防藍光鏡片。針對紫外線，則可以多加利用特殊眼鏡和隱形眼鏡，或者太陽眼鏡。

罹患結膜炎和**狀淺層角膜炎**（眼傷）等疾病時，若不及時治療，恐造成眼睛功能衰退，務必盡快接受醫師的診治。

改善身體健康！一句話處方箋　勿攝取過量水果。過量恐造成身體過寒導致免疫力下降或肥胖。

Karada Sign

10 / 視線模糊

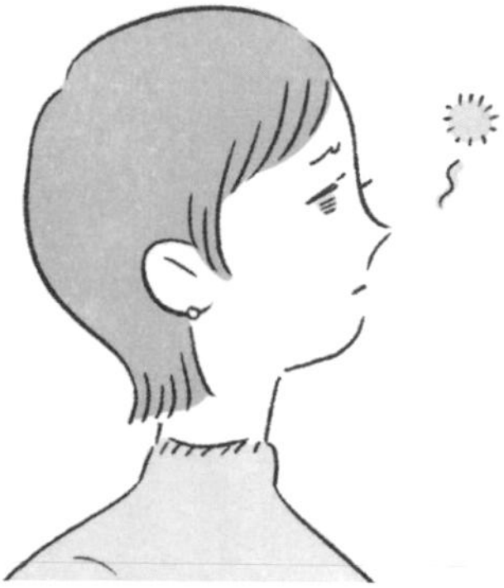

具體症狀

- 看不清楚
- 無法對焦
- 眼前一片模糊
- 感覺眼前一層霧氣

與此徵兆相關的病症

白內障〈關注級別★★〉

隨著年齡增長，水晶體的蛋白質變性導致看出去的世界變成白色、黃色或褐色的混濁景象。通常會伴隨視線模糊、彩度降低、視力下降、眩光等症狀。

青光眼〈關注級別★★〉

急性青光眼發作時，眼壓急速升高並造成視神經受損。常見症狀有視野縮小、視線模糊、眼睛痛、頭痛、噁心等。若不及早治療，恐造成失明。

糖尿病〈關注級別★★〉

血糖值（血液中的葡萄糖濃度）控制不佳引起的疾病。血糖不正常升高，阻塞眼球內的血管，導致氧氣和營養素無法送達視網膜，進而引起視線模糊等症狀。

徵兆出現的原因

視線模糊的主要原因是眼睛疲勞。長時間近距離緊盯電腦或手機畫面造成眼睛負擔，進而不斷累積疲勞。

長時間久坐辦公桌前或駝背姿勢造成肩頸肌肉僵硬，久而久之也會引起視線模糊、耳鳴、**偏頭痛**等症狀。

淚液分泌量不足的乾眼症、角膜受傷或乾燥、老花眼惡化導致眼睛對焦功能衰退，這些也可能是引起視線模糊的原因。

另外，**白內障**、**青光眼**、**糖尿病**也都會伴隨視線模糊的症狀。

自我照護的方法

多讓眼睛休息並輕柔按摩眼睛，盡量不要過度累積眼睛疲勞，這些方法都能有效預防視線模糊。

肩頸僵硬也是造成視線模糊的原因之一，隨時提醒自己端正姿勢並培養運動習慣，有助於解決模糊問題。

另外，長時間配戴隱形眼鏡造成乾眼也容易引起視線模糊，記得按時點眼藥水以保持眼睛濕潤，有效預防視線模糊。

由於乾燥引起的角膜受傷、水晶體混濁的**白內障**、眼壓上升的**青光眼**、**糖尿病**等都可能伴隨視線模糊症狀，建議症狀嚴重且持續時，及早接受醫師的診斷與治療。

改善身體健康！一句話處方箋　一天三分鐘，腹式呼吸有效調節自律神經。

Karada Sign

11 / 流眼淚

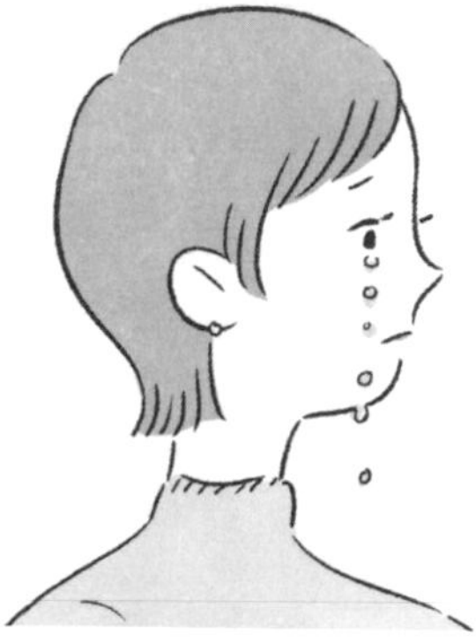

具體症狀

- 刺痛且流眼淚
- 情緒激動時流眼淚

與此徵兆相關的病症

角膜炎〈關注級別★★〉

因細菌或黴菌感染引起角膜發炎的疾病。常見症狀有疼痛、眼睛充血，嚴重時恐造成失明。

傳染性結膜炎〈關注級別★★〉

位於眼球和眼瞼內側的結膜因病毒或細菌感染發炎的疾病。常見症狀有眼睛充血、眼屎多、流眼淚、眼睛有異物感、發熱等。病毒感染引起的傳染性結膜炎，傳染力非常強。

睫毛倒插（眼瞼內翻、睫毛內捲、睫毛亂生）〈關注級別★〉

局部睫毛朝眼睛內側生長而傷害眼球的疾病。這種疾病多半是先天性，有些人成年後才出現症狀。通常有眼睛異物感、眼屎多、眼睛充血、流眼淚等症狀。

徵兆出現的原因

淚液具有濕潤、保護眼睛免受乾燥、異物、細菌或病毒入侵的功用。當眨眼次數減少、乾眼症造成淚液分泌減少的情況下，眼睛只要乾燥，反而容易流眼淚。

另外，異物入侵時，眼睛會因為自動清洗作用而分泌淚液。

花粉、粉塵引起過敏反應、**角膜炎**、**傳染性結膜炎**、**睫毛倒插**時，眼睛也會啟動防禦措施而分泌淚液。

感到巨大壓力、情緒激動時也會分泌淚液，為的是促使副交感神經占優勢以消除壓力。

自我照護的方法

頻繁眨眼、室內加濕，多費心思防止眼睛乾燥。眼睛疲勞造成眼睛乾燥的情況下，反而容易流眼淚，請盡量養成不造成眼睛負擔的良好習慣。

積極攝取具保護眼睛黏膜功用的維生素C以預防乾眼症。

異物進入眼睛時，搓揉或直接接觸眼球容易造成受損或感染，建議透過眼藥水的沖洗讓異物自然流出眼睛。如果覺得處理時有困難，建議尋求眼科醫師的協助。

同時出現淚液分泌過剩、搔癢、疼痛、充血等症狀時，務必接受醫師的診察。

改善身體健康！一句話處方箋　半斷糖比全斷糖對身體更有益。

Karada Sign

12 / 眼屎多

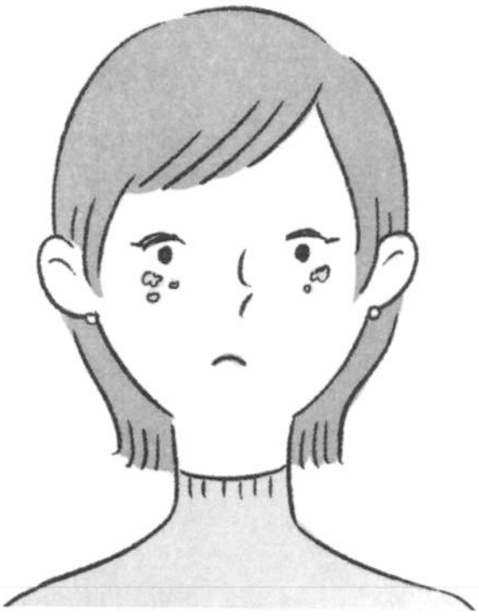

具體症狀

- 起床時有眼屎
- 形成黃綠色膿液狀眼屎
- 形成眼淚般水狀眼屎
- 形成白色黏稠狀眼屎

與此徵兆相關的病症

傳染性結膜炎〈關注級別★★〉

位於眼球和眼瞼內側的結膜因病毒或細菌感染發炎的疾病。常見症狀有眼睛充血、眼屎多、流眼淚、眼睛有異物感、發熱等。病毒感染引起的傳染性結膜炎，傳染力非常強。

巨乳突結膜炎〈關注級別★〉

常見於隱形眼鏡清潔不徹底而引起發炎的疾病。眼瞼內側有一顆顆白色突起物，另外還有搔癢、充血、眼屎多、流眼淚等症狀。

睫毛倒插（眼瞼內翻、睫毛內捲、睫毛亂生）〈關注級別★〉

局部睫毛朝眼睛內側生長而傷害眼球的疾病。這種疾病多半是先天性，有些人成年後才出現症狀。通常有眼睛異物感、眼屎多、眼睛充血、流眼淚等症狀。

角膜潰瘍〈關注級別★★〉

隱形眼鏡等造成傷口，又因細菌感染導致角膜潰瘍的疾病。常見症狀有眼屎多、充血、疼痛、流眼淚等。持續惡化恐造成失明。另外還有過敏性角膜潰瘍。

徵兆出現的原因

眼屎是眼睛進行代謝活動時產生的老舊廢物，正常情況下，眼屎呈淡白色且分泌量不多。

但眼屎呈黃綠色膿液狀、白色黏稠狀，或者如眼淚般的水狀時，可能是眼睛生病的警訊。

傳染性結膜炎大致分成二種，眼屎呈黃綠色膿液狀，表示眼睛受到細菌感染，疑似罹患**細菌性結膜炎**；眼屎呈白色黏稠狀，表示眼睛受到病毒感染，疑似罹患**病毒性結膜炎**。但眼屎如眼淚般呈水狀的情況，則可能是**花粉熱**等引起的過敏反應。

自我照護的方法

眼屎比較多時，可用乾淨的面紙或棉花棒輕柔地加以清除，而且平時要經常保持眼睛乾淨。

眼妝沒有卸除乾淨也會造成眼屎變多。務必每天確實卸妝並清洗乾淨，保持眼睛與四周圍的清潔。

若出現不同於往常的眼屎，疑似有發炎現象，應接受醫師的診察。

罹患結膜炎時產生的眼屎，因帶有病毒或細菌，用手清除後務必將手清潔乾淨。沒將手洗乾淨容易造成另外一隻眼睛也遭到感染，甚至傳染給身邊親友。

改善身體健康！一句話處方箋　洗頭時用手按摩頭皮，不僅能舒緩頭皮僵硬，也能預防臉部鬆弛與長斑點。

Karada Sign

13 / 眼瞼周圍痙攣

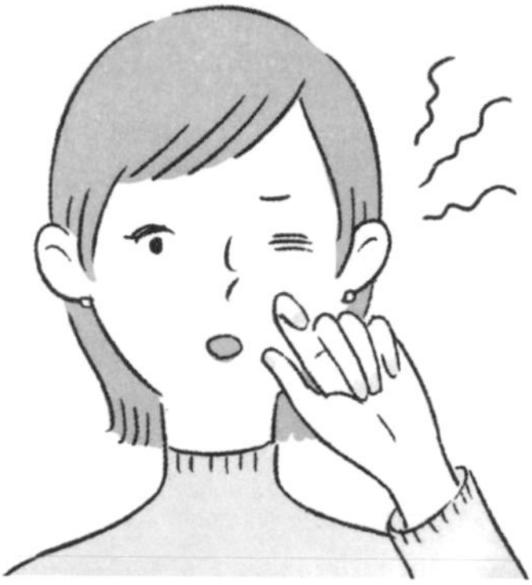

具體症狀

- 單側上眼瞼或下眼瞼抽動
- 除了眼瞼，臉的一部分也發生痙攣

與此徵兆相關的病症

眼瞼痙攣 〈關注級別★〉

眼睛周圍的肌肉（眼輪匝肌）過於活躍，致使無法控制眨眼動作的疾病。會出現眼瞼痙攣或眨眼次數增加等症狀。

半邊顏面神經痙攣 〈關注級別★★〉

顏面神經受到壓迫，造成臉局部肌肉不自主抽動的疾病。通常發生在單側臉部，痙攣於數秒~數十秒後自然緩和。

妥瑞氏症 〈關注級別★〉

身體某個部位間歇性地反覆出現不自主的動作。發病原因至今不明，但據說與基因遺傳、壓力等有關。常見症狀有眨眼、皺眉、甩頭等。

徵兆出現的原因

日常生活中，眼睛疲勞、睡眠不足、壓力等原因可能導致眼輪匝肌（眼睛周圍甜甜圈狀的肌肉）不自主痙攣。

在這種情況下，通常有單側上眼瞼和下眼瞼小幅度抽搐的症狀，絕大多數情況會在數分鐘內自動停止。

也很常同時出現眨眼次數增加、感到眩光、眼睛有異物感、眼睛乾澀等症狀。

若是某種疾病造成，除了眼瞼外，其他部位也會發生不自主痙攣或抽動的症狀，例如**眼瞼痙攣**、**半邊顏面神經痙攣**、**妥瑞氏症**等。

自我照護的方法

長時間操作電腦或手機等過度使用眼睛的情況下，必須頻繁地每隔一段時間讓眼睛好好休息，適度減緩眼睛疲勞。

眼瞼痙攣是眼睛疲勞的警訊，這時候千萬別再過度使用眼睛，避免疲勞持續蓄積。

使用防藍光鏡片和按摩、熱敷眼睛也能有效預防眼睛疲勞。

眼瞼以外的部位也經常出現不自主抽動時，有可能是疾病造成，務必接受醫師的診察。

改善身體健康！一句話處方箋　喝綠茶提升抗菌力。

Karada Sign

14 眼瞼腫脹、長異物

具體症狀

- 眼瞼腫脹
- 伴隨搔癢和異物感症狀
- 伴隨眼睛充血和疼痛症狀

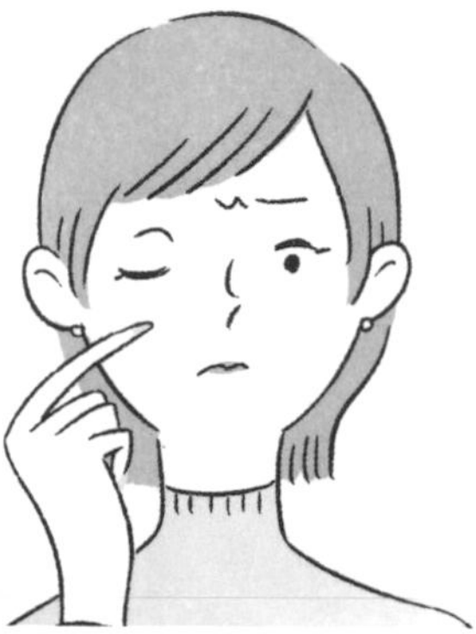

與此徵兆相關的病症

過敏性結膜炎〈關注級別★〉

花粉等過敏原物質附著於眼球上，造成覆蓋於眼球和眼瞼內側的結膜發炎。常見症狀有眼瞼腫脹、搔癢、眼睛充血、有異物感等。多半為花粉熱引起。

麥粒腫〈關注級別★〉

睫毛根部或汗腺腺體因細菌感染發炎的疾病。常見症狀有眼瞼紅腫、異物感等。有時痊癒後會留下腫塊。

霰粒腫〈關注級別★★〉

眼瞼內側瞼板腺阻塞形成肉芽組織的疾病。初期症狀是形成腫塊和眼瞼紅腫。

眼瞼炎〈關注級別★★〉

眼瞼皮膚或睫毛根部發炎的疾病。常見症狀有眼瞼紅腫、搔癢、糜爛、潰瘍等。

徵兆出現的原因

眼妝畫在眼睛內側黏膜上導致髒汙進入眼內、用不乾淨的手揉眼睛、長時間配戴隱形眼鏡，這些情況都可能造成細菌感染發炎而引起眼瞼腫脹。

除此之外，花粉等過敏原物質引起結膜發炎時，也可能出現眼瞼腫脹症狀。

容易引起眼瞼腫脹和長異物的疾病包括**葛瑞夫茲氏病**等**結締組織疾病**、眼睛凹陷部分因細菌感染發炎的**眼窩蜂窩組織炎**等。

自我照護的方法

眼瞼腫脹多半是細菌感染或過敏反應引起，因此首重眼睛清潔，以及避免異物進入眼內。

用不乾淨的手揉眼睛、化妝品滲入眼內都可能引起發炎，造成眼瞼腫脹，務必多加留意。

若伴隨眼睛充血、搔癢、疼痛等症狀，或者眼睛腫到無法閉合、嘴唇腫起來、呼吸困難、身體浮腫，有可能是疾病造成，請盡快接受醫師的診治。

結膜炎惡化恐造成視力下降，務必接受醫師的診斷與治療。

改善身體健康！一句話處方箋　早上只用清水洗臉也OK！

Karada Sign

15／複視

具體症狀

- 單眼複視
- 雙眼複視

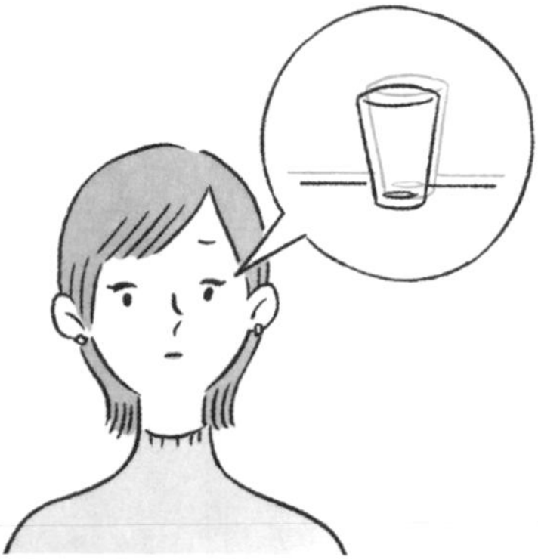

與此徵兆相關的病症

近視、遠視、亂視〈關注級別★〉

光線無法精準聚焦在視網膜上的疾病。近視，近處清晰遠處模糊；遠視，近處模糊遠處清晰。亂視則是看到雙重影像。

白內障〈關注級別★★〉

隨著年齡增長老化，水晶體的蛋白質變性導致看出去的世界變成白色、黃色或褐色的混濁景象。通常會伴隨視線模糊、彩度降低、視力下降、眩光等症狀。

腦神經病變〈關注級別★★★〉

腦部或腦神經病變造成神經傳導異常，使臉部周圍肌肉無法順利運作的疾病。常見症狀有複視、失明、眼睛痙攣等。

水晶體脫位、水晶體異位〈關注級別★★〉

水晶體好比照相機的鏡頭，藉由厚度改變使看遠看近都能同樣清晰，但受傷造成位置改變，會進一步引起水晶體脫位或水晶體異位。常見症狀有複視、視力下降等。水晶體異位通常是先天性疾病。

徵兆出現的原因

在日常生活中，眼睛疲勞可能造成眼睛周圍的眼輪匝肌緊繃，看東西出現雙重影像。除此之外，經常也會伴隨視線模糊、眼瞼痙攣、肩頸僵硬、頭痛等症狀。

有**近視**、**遠視**、**亂視**等問題時，由於光線無法聚焦於視網膜上，經常會有複視、看遠看近不清楚的情況發生。水晶體渾濁的**白內障**也會引起複視現象。這些症狀都具有即便單眼看物體，也會出現雙重影像的特徵。

腦神經病變或**腦中風**等造成視神經和肌肉麻痺的情形，則只有雙眼看物體時才會出現複視現象。

自我照護的方法

多費一些心思消除眼睛疲勞和肩頸僵硬問題。提升睡眠品質也非常重要。

放任**近視**、**遠視**、**亂視**等問題不管會導致視力更加惡化或眼睛疲勞，務必配戴眼鏡或隱形眼鏡調整視力至最適當的狀態。

除複視問題外，若同時伴隨視線模糊、彩度降低、視力下降等現象，可能罹患白內障，務必盡速接受醫師的診察。

單眼看物體沒有問題，雙眼看物體則出現雙重影像，而且伴隨頭痛和眩暈等症狀時，疑似罹患腦部疾病，請盡速就醫尋求治療。

改善身體健康！一句話處方箋　身體太冷時，掌管不安與悲傷的大腦扁桃體會過度活躍而產生負面情緒。

Karada Sign

16 / 視野縮小

具體症狀

● 視野逐漸縮小

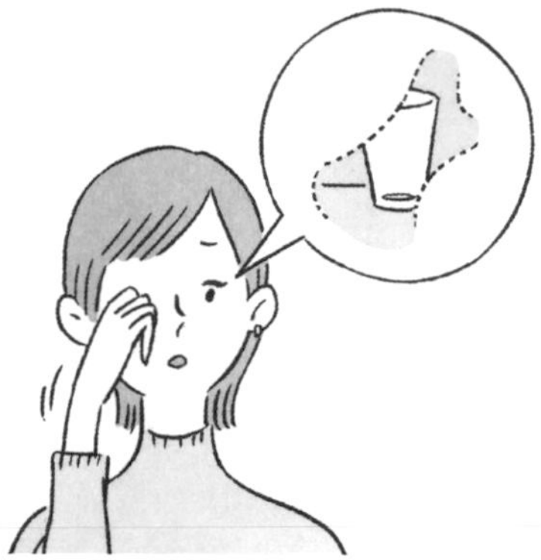

與此徵兆相關的病症

青光眼〈關注級別★★〉

急性青光眼發作時，眼壓急速升高並造成視神經受損。常見症狀有視野縮小、視線模糊、眼睛痛、頭痛、噁心等。若不及早治療，恐造成失明。

缺血性腦中風〈關注級別★★★〉

腦部血管病變造成氧氣和營養素無法送達腦部的疾病。會有腦神經細胞壞死、手腳發麻甚至麻痺、嘔吐、頭痛、視力下降、色盲等症狀。

視網膜色素病變〈關注級別★★〉

視網膜感光細胞異常的疾病。視野縮小、在昏暗光線下視力不良（夜盲症）、視力下降等症狀會以極為緩慢的速度惡化。

視網膜剝離〈關注級別★★〉

視網膜產生裂孔的疾病。會出現好像有小黑蟲在眼前飛（飛蚊症）、視野缺損、視野周圍出現跳動的光影（光視症）、物體扭曲等症狀。

徵兆出現的原因

人類的基本視野範圍是上下各六十度，左右各一百五十度。視野缺損使視野邊緣無正常視覺時，稱為視野縮小。

視野縮小的原因可能來自視神經等眼睛本身的問題，也可能是**缺血性腦中風**或**腦腫瘤**等腦部問題造成。

單側眼睛的視野缺損時，通常會由對側眼睛幫忙彌補視野，因此容易有延遲發現且延誤治療的情況發生。

自我照護的方法

以**青光眼**為首的眼部疾病多半隨年齡增長老化而持續進展且惡化。

建議從平時的生活習慣做起，勿過度使用眼睛，隨時保持眼部乾淨，更加重視並愛護自己的靈魂之窗。

一旦發現有視野縮小等異常變化，由於可能是疾病所致，務必盡快接受醫師的診治。

若繼續放任不管，嚴重時恐有失明之虞，建議立即採取因應對策。

另一方面，伴隨手腳麻木、頭痛等全身性症狀時，疑似**缺血性腦中風**、**腦腫瘤**等嚴重疾病，請千萬不要忍耐，立即就醫接受診治。

改善身體健康！一句話處方箋　除了臉部，頭皮也必須徹底預防紫外線，否則容易造成頭髮稀疏或白髮。

Karada Sign

17 / 無法正確辨識顏色

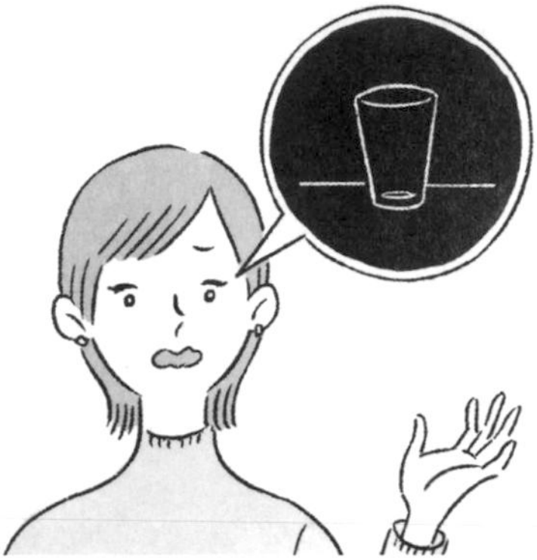

具體症狀

- 眼前呈黑白世界
- 景象看起來偏黃色或褐色
- 景象看起來呈白色且混濁

與此徵兆相關的病症

色盲〈關注級別★〉

存在於眼底視網膜上的錐狀細胞異常，對紅、綠、藍三色或其中部分顏色無法發揮辨識功能的疾病。多數情況為先天性色盲，但也可能因視神經病變或視網膜病變而引起。

視網膜病變〈關注級別★★〉

由神經細胞和神經纖維構成的視網膜發生病變，進而引起色覺辨識異常的疾病。包含老年性黃斑部病變、糖尿病視網膜病變等。

視神經病變〈關注級別★★〉

視神經病變造成無法將正確的顏色訊息傳送至大腦的疾病。

白內障〈關注級別★★〉

隨著年齡增長老化，水晶體的蛋白質變性導致看出去的世界變成白色、黃色或褐色的混濁景象。通常會伴隨視線模糊、彩度降低、視力下降、眩光等症狀。

徵兆出現的原因

眼底的視網膜有兩種視覺細胞，負責辨識顏色的細胞（錐狀細胞）和負責辨識明暗的細胞（桿狀細胞）。錐狀細胞能感受紅、綠、藍三種顏色，並進一步經由神經傳導至腦部。錐狀細胞受損時，可能無法分辨某種顏色，甚至三種顏色都難以辨識，這種情況稱為**色盲**。

造成無法正確辨識顏色的疾病包含視網膜受損的**視網膜病變**、視神經受損的**視神經病變**。

除此之外，識別顏色的腦部枕葉若發生**缺血性腦中風**等嚴重疾病，也可能導致視野和顏色識別能力產生異常變化。

有時壓力過大等心理障礙也可能誘發色盲。

自我照護的方法

如果不是先天性**色盲**，而是突然無法正確辨識顏色的情況，疑似罹患眼睛或腦部的重大疾病。

放任不管恐有失明等眼睛功能明顯下降，或者因腦部重大疾病而危急生命的風險，務必盡快就醫接受診治。

另外，錐狀細胞等視覺細胞隨年齡增長老化而減少，傳導訊息的視神經和辨識訊息的大腦神經傳導物質也會逐漸衰退，所以盡量不要有讓自己加速老化的生活習慣（抽菸、紫外線、藍光、壓力、運動量過大、暴飲暴食）。

積極攝取對眼睛有益的鋅、維生素等營養素，幫助減緩老化過程。

改善身體健康！一句話處方箋　口呼吸是萬病之源。專心使用鼻子呼吸。

Karada Sign

18 / 眼睛出血

具體症狀

- 眼白部位漸漸變成紅色
- 鮮血從眼睛流出來

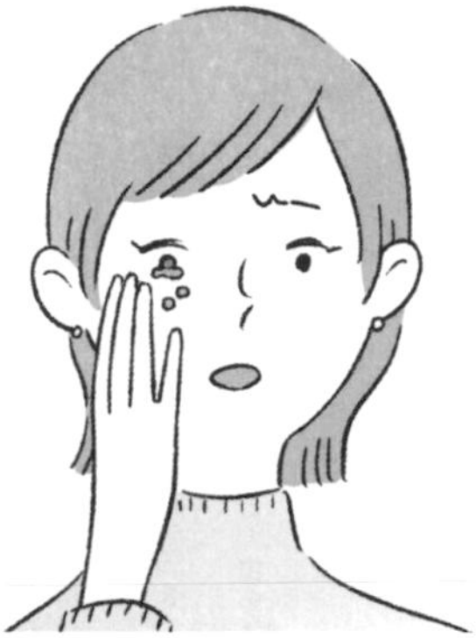

與此徵兆相關的病症

結膜下出血〈關注級別★★〉

某些因素造成結膜底下的微血管破裂出血的疾病。常見於五十歲以上的人，因高血壓或糖尿病引起。

急性結膜炎〈關注級別★〉

覆蓋於眼瞼內側與眼球表面的結膜因病毒或細菌感染引起發炎。病毒感染引起的急性結膜炎，傳染力非常強。常伴隨眼睛搔癢、異物感、眼屎多等症狀。

特發性血小板減少性紫斑〈關注級別★★〉

具凝血功能的血小板大量減少，造成容易血流不止的疾病。另外也可能有眼睛出血、流鼻血、牙齦出血、皮下點狀出血、瘀青等症狀。

玻璃體出血〈關注級別★★〉

因為外傷或糖尿病造成視網膜血管破裂出血的疾病。一再反覆出血會導致視網膜剝離。常見症狀有視力急速下降、感覺眼前拉開一張紅色布幕等。

徵兆出現的原因

如果不是眼睛周圍撞傷、眼球受傷等外傷原因引起眼睛出血症狀，極可能是某種疾病造成。

伴隨眼睛出血的疾病，通常是病毒或細菌感染的**傳染性結膜炎**。高血壓、糖尿病等造成眼睛血管破裂的**結膜下出血**、**玻璃體出血**可能有眼睛出血症狀，罹患**過敏性結膜炎**而過度揉搓眼睛也容易造成出血。

其他像是**缺血性腦中風**、服用心房顫動治療藥物（抗凝血劑）的副作用，有時也會出現眼睛出血的情況。

血小板大量減少，血液不易凝固的**特發性血小板減少性紫斑**也可能有眼睛出血症狀。

自我照護的方法

外傷性眼睛出血恐造成視力下降或失明，務必盡速就醫接受治療。

隱形眼鏡使用不當導致**角膜潰瘍**，可能引發眼睛出血，所以平時的清潔工作絕對不能馬虎。長時間配戴日拋隱形眼鏡、一連配戴好幾天沒有更換都可能造成眼睛受損，務必於就寢前摘下並做好清潔工作。

感染症、結膜炎等疾病造成眼睛出血，恐有失明或危急生命的風險，請勿拖延，應盡速就醫接受診治。

尤其**結膜下出血**、**玻璃體出血**、**中央視網膜靜脈阻塞**等疾病容易併發**高血壓**和**糖尿病**，有慢性病史的人請格外留意。

改善身體健康！一句話處方箋　汗水是天然精華液！泡澡提升代謝能力，一起大量飆汗吧！

Karada Sign

19／耳鳴

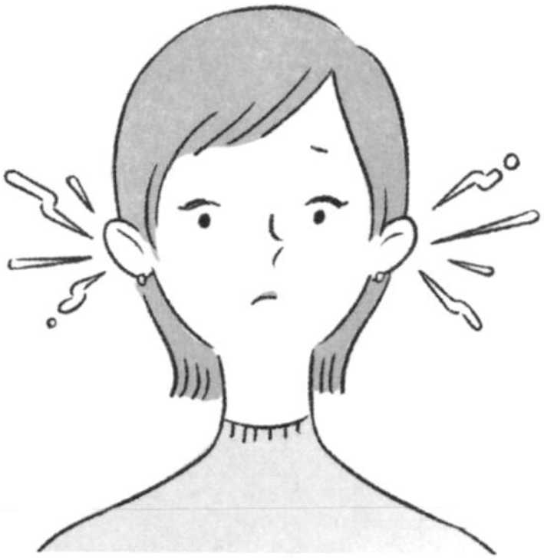

具體症狀

- 單側耳朵耳鳴
- 雙側耳朵耳鳴
- 耳內發出尖銳金屬聲
- 耳內發出低頻聲音

與此徵兆相關的病症

老年性聽損 〈關注級別★〉

耳蝸部分隨年齡增長而老化，會依序聽不清楚高頻、中頻、低頻聲音的疾病。除了耳鳴，可能還伴隨眩暈症狀。

突發性耳聾 〈關注級別★★〉

不明原因導致內耳發炎，引起聽力受損的疾病。症狀多半出現在單側耳朵，包括耳鳴、眩暈、耳悶塞感。

梅尼爾氏症 〈關注級別★★〉

內耳的內淋巴液過度分泌造成水腫的疾病。發作時常伴隨嚴重的眩暈症狀，以及耳鳴、聽覺障礙等。症狀經常反覆發作。

耳咽管狹窄症 〈關注級別★★〉

負責調整耳內壓力的耳咽管變狹窄的疾病。中耳壓力下降，鼓膜被拉往內側而引起聽力障礙，常伴隨耳朵疼痛、耳鳴、異樣感等症狀。

徵兆出現的原因

氣壓變化、爆裂音、爆炸、突然進入安靜的空間等都可能引起暫時性耳鳴。這種發生於日常生活中的耳鳴，通常數分鐘內會自動消失。

年齡增長老化、壓力、疲勞、中耳或內耳受損、大量耳垢、異物等則可能造成慢性耳鳴。

引起耳鳴的疾病包含耳功能障礙或全身性疾病，例如耳內時常傳來金屬聲的**梅尼爾氏症**、**突發性耳聾**，壓力等因素引起低音耳鳴的**耳咽管狹窄症**等疾病。

其他像是**糖尿病**或**高血壓**等血壓異常、藥物副作用等因素也可能誘發耳鳴。

自我照護的方法

耳鳴因各種耳朵和身體疾病、其他種種因素引起，若演變成持續性的慢性耳鳴，務必接受醫師的診察。

突發性耳聾或**梅尼爾氏症**容易因疲勞或壓力而發作，建議多在安靜的環境好好休養，讓身心徹底放鬆。

另一方面，平時戴耳機等經常接受大音量刺激的人，就算年紀輕輕也可能因為**聽性外傷**引起聽力障礙，建議養成避免過度使用耳朵的生活習慣。

改善身體健康！一句話處方箋　泡澡時按摩腸道，有助於改善便祕。

Karada Sign

20 / 聽不清楚聲音

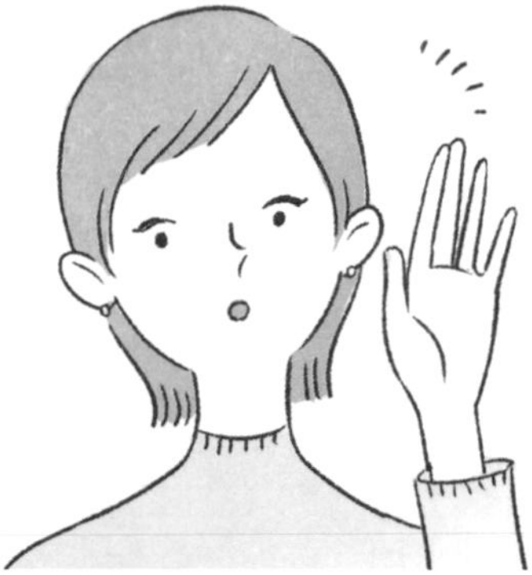

具體症狀

- 覺得聲音悶悶的
- 聲音聽起來很小聲

與此徵兆相關的病症

老年性聽損〈關注級別★〉

耳蝸部分隨年齡增長而老化，會依序聽不清楚高頻、中頻、低頻聲音的疾病。除了耳鳴，可能還伴隨眩暈症狀。

突發性耳聾〈關注級別★★〉

不明原因導致內耳發炎，引起聽力受損的疾病。症狀多半出現在單側耳朵，包括耳鳴、眩暈、耳悶塞感。

聽神經瘤〈關注級別★★★〉

位在耳底的小腦橋腦角部位形成良性腫瘤的疾病。症狀包含聽力障礙、三叉神經痛、顏面麻木、走路失衡等。

耳咽管狹窄症〈關注級別★★〉

負責調整耳內壓力的耳咽管變狹窄的疾病。中耳壓力下降，鼓膜被拉往內側而引起聽力障礙，也伴隨耳朵疼痛、耳鳴、異樣感等症狀。

徵兆出現的原因

耳朵沒有任何異常的情況下，偶爾會因為氣壓變化引起暫時性的聽力障礙。壓力過大時也可能誘發聽損。

引起聽損症狀的疾病中，最常見的是**老年性聽損**。再來是內耳受損誘發突然聽不見的**突發性耳聾**、藥物副作用導致內耳受損，進而產生聽損的**藥物性聽損**。

其他像是**漿液性中耳炎**或**急性化膿性中耳炎**等中耳炎、**耳咽管狹窄症**、**聽神經瘤**、**外淋巴廔管**等，伴隨聽損症狀一起出現的疾病其實非常多。

自我照護的方法

搭乘飛機等因氣壓變化引起的短暫聽力障礙，可以透過打哈欠加以緩解。

容易蓄積壓力的人多半有聽力障礙現象，建議用心打造一個不會帶給身心負擔的生活。

另一方面，近來觀賞演唱會、戴耳機等大音量損害內耳耳蝸而引起**聽性外傷**的人有日益增加的趨勢。因此平時養成控制適度音量，並在安靜環境讓耳朵好好休息的習慣格外重要。

積極攝取維生素B12也有助於預防聽力障礙。

發現有慢性聽力障礙時，由於可能是疾病所致，請千萬不要置之不理，應盡快接受醫師的診治。

改善身體健康！一句話處方箋　橄欖油有助於預防心臟病。

Karada Sign

21 / 耳朵搔癢

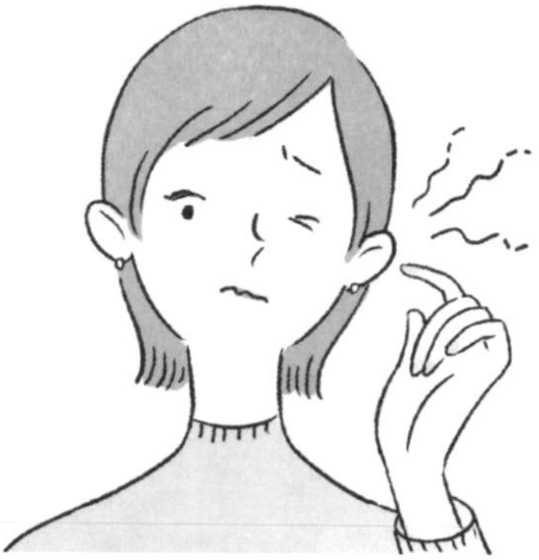

具體症狀

● 覺得耳朵癢

與此徵兆相關的病症

外耳道炎 〈關注級別★★〉

外耳道的傷口因細菌或黴菌感染引起慢性發炎的疾病。常見症狀有耳垢濕黏、疼痛、腫脹、聽力障礙、搔癢、耳悶塞感等。

外耳濕疹 〈關注級別★〉

外耳道皮膚潰爛且形成濕疹的疾病。除了搔癢，還伴隨黃色分泌物。持續過度掏耳恐惡化成外耳道炎。

耳黴菌病 〈關注級別★★〉

外耳道的傷口因黴菌感染且異常增生引起的疾病。常見症狀有耳朵搔癢、耳垢惡臭、疼痛、耳悶塞感、聽力障礙等。

徵兆出現的原因

造成耳朵搔癢的原因，最常見的是**外耳道炎**。

外耳道是指從耳朵洞孔的入口到中耳之間的通道。過度清潔耳朵等強烈刺激在耳道上刮出小傷痕，或者耳朵進水，都容易使外耳道因感染而誘發外耳道炎。

主要症狀包括發紅、搔癢、疼痛等，抓搔給予更強烈的刺激時，恐導致症狀惡化，進一步出現化膿、流黏液、出血、分泌物蓄積造成聽力障礙等現象。

另外，外耳道上形成的傷口也可能因麴菌等黴菌感染而引起**耳黴菌病**。除了搔癢和疼痛外，還可能出現耳垢有惡臭味、耳悶塞感、聽力障礙等症狀。

自我照護的方法

過度清潔外耳道容易引起各種耳朵問題，大概一個月清潔一、兩次就好。另外，耳垢通常只堆積在外耳道靠外側的三分之一處左右，所以盡量只清潔外側部分就好，過度深入耳道內恐誘發更多耳朵問題。

耳垢堆積雖然會引起搔癢，但畢竟只是暫時性，不會造成太大問題。

然而強烈搔癢且伴隨長時間的疼痛或流出分泌液等其他症狀時，有可能是疾病造成，請千萬別忍耐，盡快尋求醫師的診治。

改善身體健康！一句話處方箋　青背魚、起司、橄欖油、咖啡、綠茶、紅酒有助於預防失智症。

Karada Sign

22 / 耳朵痛

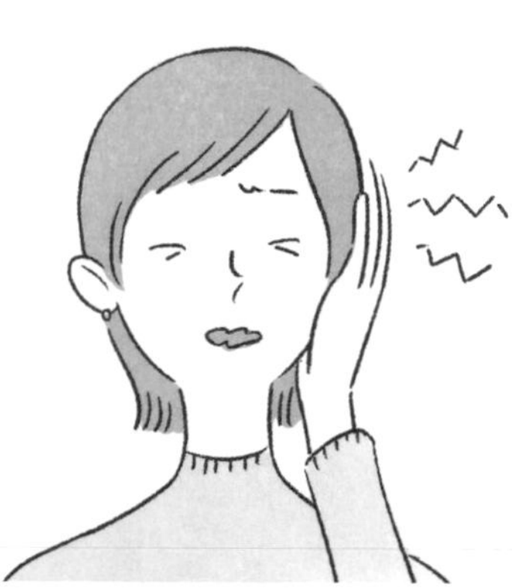

具體症狀

- 耳朵深處疼痛
- 整個耳道疼痛

與此徵兆相關的病症

耳咽管狹窄症 〈關注級別★★〉

負責調整耳內壓力的耳咽管變狹窄的疾病。中耳壓力下降，鼓膜被拉往內側而引起聽力障礙，也伴隨耳朵疼痛、耳鳴、異樣感等症狀。

咽喉炎 〈關注級別★★〉

喉嚨的咽部因病毒或細菌感染引起發炎的疾病。常見症狀有喉嚨痛、咳嗽、發燒、倦怠感、淋巴腫脹等。病情惡化時也會引起耳朵疼痛症狀。

顳顎關節症候群 〈關注級別★★〉

多種原因引發顳顎關節異常的疾病。隨病症的進展，會出現嘴巴無法張大、耳朵深處疼痛等症狀。

流行性腮腺炎 〈關注級別★★〉

流行性腮腺炎病毒引起的疾病，耳根處的腮腺發炎腫大。常見症狀有耳朵痛、發高燒、食慾不振、頭痛、嘔吐等。

徵兆出現的原因

在水中或高空中遇到氣壓急遽變化時，內耳鼓膜可能因為承受強大壓力而產生疼痛症狀。

掏耳棒過度深入耳內或強烈刺激造成外耳道和鼓膜受損時也會引起疼痛。

鼓膜穿孔且流膿的中耳炎、病毒或細菌感染引起的**外耳道炎**、耳咽管阻塞變狹窄的**耳咽管狹窄症**，這些疾病都可能產生疼痛等各種症狀。

其他像是**咽喉炎**、**顳顎關節症候群**也有耳朵疼痛症狀。

自我照護的方法

氣壓急遽變化導致持續性耳痛時，可以透過吞嚥口水、打哈欠以釋放鼓膜內壓力。

為了預防耳道和鼓膜受損引起耳朵疼痛，建議清理耳朵的頻率為一個月一、兩次就好，而且深度不要超過耳道外側段的三分之一。

除了慢性耳痛，若還伴隨搔癢、聽力障礙、耳鳴等症狀，有可能是疾病造成，務必前往耳鼻喉科接受診察。

發生於喉嚨、下顎等部位的疾病也可能產生耳痛症狀，若同時感覺耳朵有異常現象，請記得向醫師詳細說明。

改善身體健康！一句話處方箋　適量的碳水化合物（醣類）能提高專注力。

Karada Sign

23 / 耳垢異常

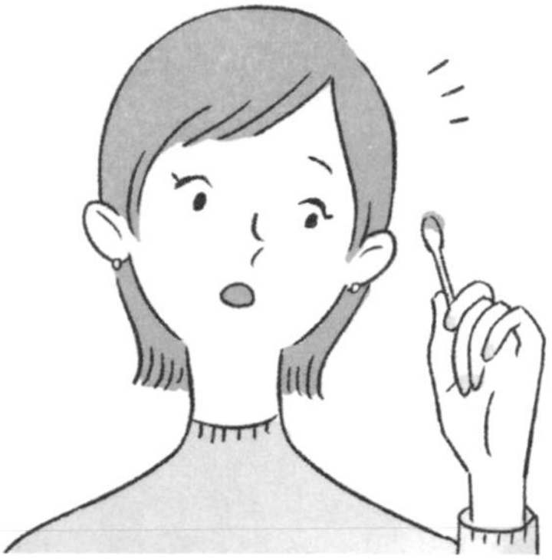

具體症狀

- 耳垢異常多
- 耳垢略呈液體狀
- 耳垢有臭味

與此徵兆相關的病症

耳垢栓塞〈關注級別★〉

耳垢量異常增加，阻塞外耳道的疾病。常見症狀有聽力障礙、耳鳴、耳悶塞感、覺得自己的聲音很大等。

外耳道炎〈關注級別★〉

外耳道的傷口因細菌或黴菌感染引起慢性發炎的疾病。常見症狀有耳垢濕黏、疼痛、腫脹、聽力障礙、搔癢、耳悶塞感等。

耳黴菌病〈關注級別★★〉

外耳道的傷口因黴菌感染且異常增生引起的疾病。常見症狀有耳朵搔癢、耳垢惡臭、疼痛、耳悶塞感、聽力障礙等。

徵兆出現的原因

過度深入清潔耳朵或過於頻繁清潔耳朵，容易因為外耳道受損、將耳垢推入深處而引起耳朵種種問題。

像是傷口感染、發炎、產生異常耳垢等。異常耳垢是指耳垢增加、耳垢呈黃色黏稠狀、耳垢發出惡臭味等怪異現象。這時多半會伴隨耳朵搔癢、疼痛、腫脹等症狀。

耳部疾病造成耳垢量大增，恐進一步使耳道變狹窄、產生聽力障礙或耳鳴等現象。

自我照護的方法

耳垢俗稱耳屎，是耳垢腺與皮脂腺的分泌液混以老舊上皮細胞、灰塵等凝固而成的塊狀結構，通常會自然排出體外。

大部分耳垢形成於外耳道靠外側的三分之一處，不會堆積在耳朵深處。因此平時只需要清潔外耳道外側部分即可，次數盡量控制在一個月一、兩次。切勿過度清潔耳朵，也勿將棉花棒深入內側。

發現耳垢量多、耳垢比平時潮濕、耳垢有惡臭味或耳垢呈異常顏色等情況，務必前往耳鼻喉科就診。

有些人天生耳垢潮濕，但發覺自己的耳垢比平常更濕黏時，務必提高警覺。

改善身體健康！一句話處方箋　使用香氣怡人的泡澡小物，讓大腦也徹底放鬆。

Karada Sign

24 / 耳朵出血、流膿

具體症狀

- 流出黃色或透明分泌液
- 流出黏稠分泌液
- 流出惡臭分泌液
- 從耳朵內側流血
- 耳垢混有血絲

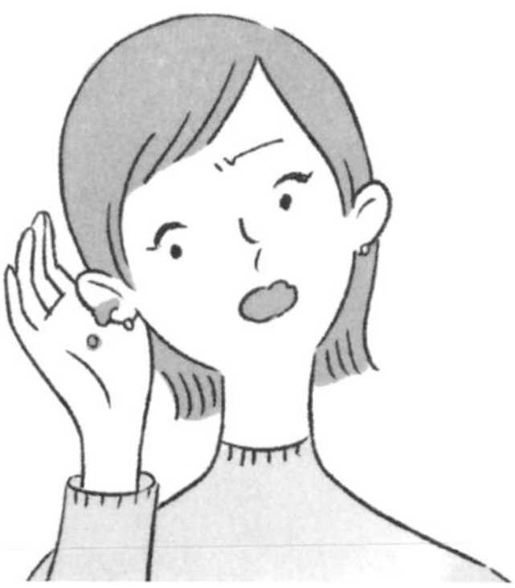

與此徵兆相關的病症

耳廓軟骨膜炎〈關注級別★〉

綠膿桿菌等經耳廓上的外傷、蚊蟲叮咬、戴耳環形成的傷口造成感染的疾病。常見症狀有耳廓紅腫、疼痛、出血等。

外耳道炎、外耳濕疹〈關注級別★〉

過度清潔耳朵導致外耳道發炎的疾病。常見症狀有出血、疼痛等。外耳濕疹則會出現黃色分泌液、搔癢等症狀。

水泡性鼓膜炎〈關注級別★★〉

因流行性感冒等引起的疾病，病毒入侵導致鼓膜表面形成水泡。常有劇烈疼痛、耳悶塞感、出血等症狀。好發於年輕女性。

中耳炎〈關注級別★〉

鼓膜穿孔，持續流膿的疾病。常見症狀有耳朵痛、聽力障礙、發燒、流膿、出血（不常見）等。

徵兆出現的原因

可能有耳內出血情況的部位包括外耳、中耳、內耳和鼓膜。

意外或撞擊等造成頭部挫傷、出血造成血腫破裂、掏耳朵等強烈刺激造成外耳道受損、鼓膜破裂、感染造成發炎、耳部惡性腫瘤等種種因素都可能誘發耳朵出血。

除此之外，過度清潔耳朵造成外耳道皮膚損傷也會引起濕疹，並可能進一步產生強烈搔癢、黃色分泌液，或者感染、發炎而流出膿液分泌物等症狀。

自我照護的方法

外耳道和鼓膜容易因為受到強烈刺激而出血，應盡量避免過度清潔耳朵。

如果從耳朵內側流血，極可能是嚴重傷口或疾病引起，請勿自行判斷，應立即接受醫師的診察。

另外，耳朵流出無色或黃色分泌液，或者耳垢有濃濃惡臭味時，可能是**中耳炎**或**外耳濕疹**引起，務必前往耳鼻喉科就診。

過度刺激外耳道容易造成耳朵問題，一個月清理一、兩次就好，切勿過度，而且深度勿超過耳道外側段的三分之一。

改善身體健康！一句話處方箋　肩頸僵硬恐引發憂鬱焦慮。

Karada Sign

25 ／ 流鼻血

具體症狀

- 鼻翼黏膜出血
- 鼻深處出血

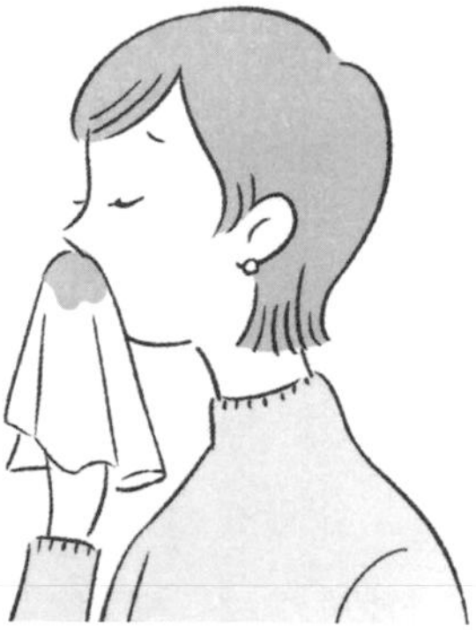

與此徵兆相關的病症

高血壓、動脈硬化〈關注級別★★〉

高血壓是指各種因素導致血液壓力持續慢慢上升的疾病。動脈硬化則是指高血壓或血液逐漸變質，導致血管硬化且容易破裂的疾病。這些情況容易造成鼻內微血管破裂且經常流鼻血。

腎臟病〈關注級別★★〉

腎臟病變導致無法正常過濾血液的疾病。因無法順利排出鹽分和水分而產生水腫、血尿、流鼻血等症狀。

遺傳性出血性毛細血管擴張症〈關注級別★★★〉

血管自然病變的遺傳性疾病。身體各部位出現出血症狀。

上顎竇癌〈關注級別★★★〉

鼻子上顎竇形成惡性腫瘤的疾病。僅形成腫瘤的單側鼻子有鼻塞症狀，也會經常流出混有血絲且帶有惡臭味的鼻水。

徵兆出現的原因

流鼻血幾乎是利特氏血管叢帶（微血管聚集的鼻翼入口處）出血所致。乾燥或外來刺激使鼻腔黏膜受損而出血，尤其是**感冒**（急性上呼吸道感染）時，黏膜處於充血狀態，再加上頻繁擤鼻子的刺激，導致更加容易流鼻血。

攝取過量咖啡因、酒精、尼古丁（抽菸）等刺激物促使血壓上升也容易造成流鼻血。壓力和疲勞累積導致自律神經失調，也會使鼻內微血管因破裂而流血。

罹患**高血壓**或**動脈硬化**等血壓較高的人、患有腎臟或肝臟疾病的人、罹患**白血病**或**血小板低下症**等血液疾病的人、服用抗凝血劑以預防血栓形成的患者，都容易有流鼻血問題。

自我照護的方法

流鼻血時，先趕快坐下來並將臉部稍微朝下，以手指壓住兩側鼻翼五到十分鐘。

平時經常流鼻血的人，應盡量避免鼻黏膜受傷並做好防止乾燥的措施。

不明原因反覆流鼻血或大量流鼻血、壓住鼻子十分鐘仍持續出血、牙齦等其他部位也容易出血等情況，可能是疾病引起，建議立即前往醫院接受診治。

另一方面，如果是利特氏血管叢帶以外的鼻子深處出血，可能是**上顎竇癌**、**鼻咽血管纖維瘤**等嚴重疾病引起，應立即接受詳細的檢查與治療。

改善身體健康！一句話處方箋　泡澡有助於增加熱休克蛋白以提升免疫力。

Karada Sign

26 ／ 異常的鼻水

具體症狀

- 水一般的鼻水
- 呈白色或黃色的黏稠鼻水
- 鼻水中混有血絲
- 鼻水呈綠色或褐色

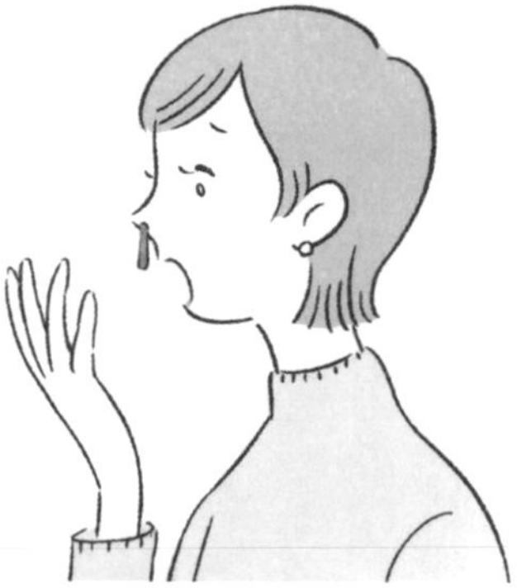

與此徵兆相關的病症

過敏性鼻炎〈關注級別★〉

對家中粉塵、塵蟎、動物毛等無害物質產生過敏反應而引起發炎的疾病。常見症狀有鼻塞、流鼻水、打噴嚏等。也包含對花粉等產生過敏反應的季節性過敏性鼻炎。

鼻竇炎〈關注級別★〉

鼻腔裡發炎腫脹的疾病。因持續流鼻水、鼻塞而有呼吸困難的現象。另外也可能有味覺異常、睡眠障礙、流膿、鼻子痛、口臭等症狀。

慢性鼻竇炎〈關注級別★★〉

感冒、過敏、壓力等誘發鼻竇發炎，發炎部位有膿液蓄積的疾病。常見症狀有黃色黏稠的鼻涕、鼻塞等。

徵兆出現的原因

病毒、細菌、花粉等附著於鼻黏膜時，為了沖洗這些異物，鼻腔不斷流出清澈透明的鼻水。流鼻水是**感冒**（急性上呼吸道感染）或**過敏性鼻炎**等的常見症狀。

感冒末期、罹患**鼻竇炎**、細菌感染時，鼻水會變得較為黏稠且呈黃色。罹患過敏性鼻炎或鼻竇炎，有時也會流出綠色且帶有臭味的鼻水。

流鼻血、有異物、長**惡性腫瘤**時，若伴隨出血情況，鼻水裡通常混有血絲。褐色鼻水可能是鼻水裡混有舊血塊。

自我照護的方法

首要之務是增加抵抗力以預防**感冒**。空氣乾燥容易增加感染機會，維持適當的室內濕度非常重要。冬季等室外空氣乾燥的季節裡，戴口罩有助於增加鼻子、喉嚨黏膜的濕度。

如果是**過敏性鼻炎**，應盡量避免吸入容易引起過敏反應的室內粉塵、花粉等過敏原物質。別忘記定期打掃室內環境、清洗寢具和毛巾等日常用品。勤漱口、洗手、戴口罩，除了這些基本生活習慣，活用空氣清新機也有不錯的效果。

鼻水的顏色和黏稠度因病而異，鼻水長期流個不停、發出惡臭味、顏色明顯不同於往常，一旦發現這些異常現象，請盡快接受醫師的詳細診察。

改善身體健康！一句話處方箋　攝取適量的優質脂肪能有效滋潤肌膚。像是酪梨、堅果、青背魚。

Karada Sign

27 / 鼻子痛

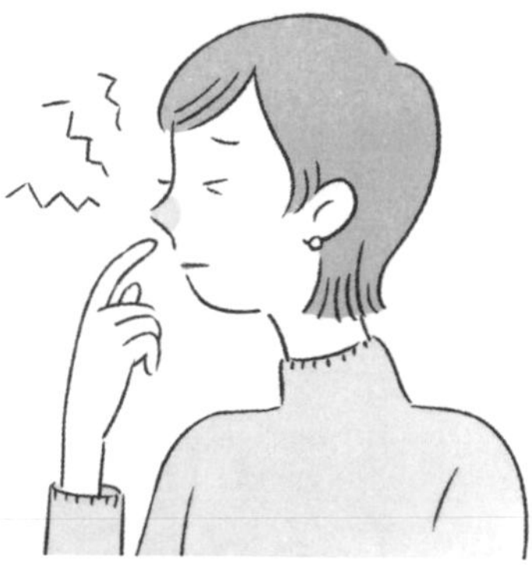

具體症狀

- 感覺黏膜刺痛
- 鼻子深處陣陣抽痛
- 鼻子外側痛

與此徵兆相關的病症

鼻竇炎〈關注級別★〉

鼻腔裡發炎腫脹的疾病。因持續流鼻水、鼻塞而有呼吸困難現象。另外也可能有味覺異常、睡眠障礙、流膿、鼻子痛、口臭等症狀。

齲齒（蛀牙）〈關注級別★〉

齒垢裡的細菌製造酸性物質並逐漸溶解牙齒的疾病。隨著溶解的進展，不僅產生牙痛症狀，當發炎擴散至周邊組織時，還會引起鼻子和臉頰疼痛、腫脹症狀。

惡性腫瘤〈關注級別★★★〉

鼻腔或鼻竇裡形成惡性腫瘤的疾病。常見症狀有鼻塞、流鼻血、頭痛等。

徵兆出現的原因

過度擤鼻子或乾燥等刺激造成鼻黏膜受損，進一步引起發炎而產生疼痛。

除此之外，**齲齒**造成發炎、異物侵入、鼻骨骨折等也會產生疼痛症狀。

罹患**鼻竇炎**，可能出現鼻子和臉頰疼痛、鼻水呈黏稠狀、頭痛、注意力和記憶力減退等症狀。

鼻腔或鼻竇裡形成**惡性腫瘤**時，鼻子痛、鼻塞、流鼻血、頭痛等也是常見症狀。

若是鼻子外側疼痛，則可能是**疱疹**或青春痘引起。

自我照護的方法

感到鼻黏膜刺痛時，試著提高室內濕度、戴濕口罩以保持黏膜濕潤。

鼻黏膜非常敏感，盡可能避免過度擤鼻子或過度清潔鼻腔，記得以最輕柔的動作善待鼻子。

出現不明原因的疼痛、劇烈疼痛，或者持續性疼痛，有可能是疾病造成，務必接受醫師的診治。

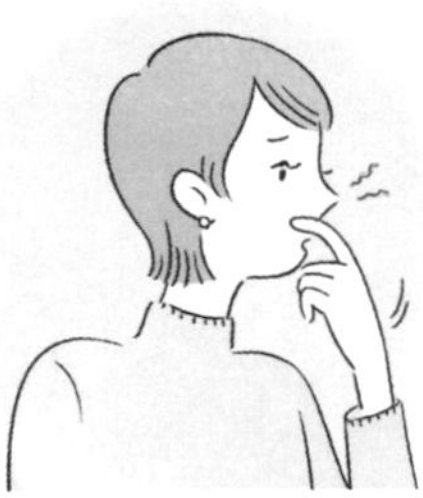

改善身體健康！一句話處方箋　生吃洋蔥，讓血液變清澈。

Karada Sign

28

鼻塞、鼻子搔癢

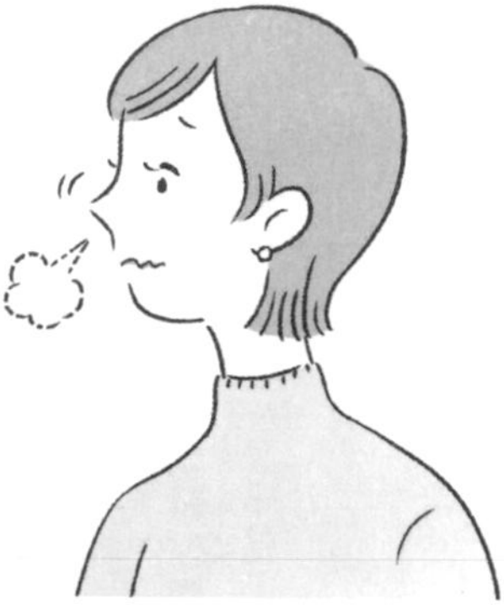

具體症狀

- 鼻腔裡腫脹
- 鼻水阻塞
- 鼻黏膜搔癢
- 鼻子持續搔癢

與此徵兆相關的病症

過敏性鼻炎〈關注級別★〉

對家中粉塵、塵蟎、動物毛等無害的物質產生過敏反應而引起發炎的疾病。常見症狀有鼻塞、流鼻水、打噴嚏等。也包含對花粉等產生過敏反應的季節性過敏性鼻炎。

血管運動性鼻炎〈關注級別★★〉

不明原因引起發炎的疾病。同過敏性鼻炎都有鼻塞、流鼻水、搔癢、打噴嚏等症狀。

鼻竇炎〈關注級別★〉

鼻腔裡發炎腫脹的疾病。因持續流鼻水、鼻塞而有呼吸困難現象。另外也可能有味覺異常、睡眠障礙、流膿、鼻子痛、口臭等症狀。

鼻前庭濕疹〈關注級別★〉

鼻子內側入口處附近長濕疹的皮膚炎。多半因過度清潔鼻腔或過度擤鼻子等刺激而引起。

徵兆出現的原因

鼻塞的主要原因是**感冒**等引起的感染，或者**花粉熱**等**過敏性鼻炎**。服用醫師開立的處方箋藥物能有效抑制症狀。

另外像是**血管運動性鼻炎**、**鼻竇炎**、膿液蓄積的**慢性鼻竇炎**、鼻腔或鼻竇裡形成**惡性腫瘤**等疾病也常有鼻塞症狀。

鼻塞容易因天生的鼻腔構造問題、受傷、異物、藥物副作用等因素引起。

至於鼻子搔癢，可能是乾燥、過度清潔鼻腔、擤鼻子次數太多等外在刺激造成黏膜受損而引起。

花粉熱等過敏性鼻炎、血管運動性鼻炎、**鼻前庭濕疹**等疾病除了鼻塞症狀，也常會有鼻子搔癢現象。

自我照護的方法

熱敷鼻子能有效舒緩鼻塞症狀，促進鼻子的血液循環，血流順暢自然能使鼻腔通行無阻。

將含有薄荷醇成分的軟膏塗抹於胸前，也能有效緩解鼻塞。

容易鼻塞的人，只要養成定期清洗鼻腔的習慣，沖掉黏膜上的刺激物，便能有效防止發炎。

鼻黏膜極為敏感，若要避免容易引起搔癢的發炎反應，必須盡量減少過度的外在刺激。感到強烈搔癢或長期癢不停，有可能是疾病造成，務必接受醫師的診察。

改善身體健康！一句話處方箋　富含蝦紅素的鮭魚能預防斑和痣的形成。

Karada Sign

29 / 舌頭發麻、舌頭痛

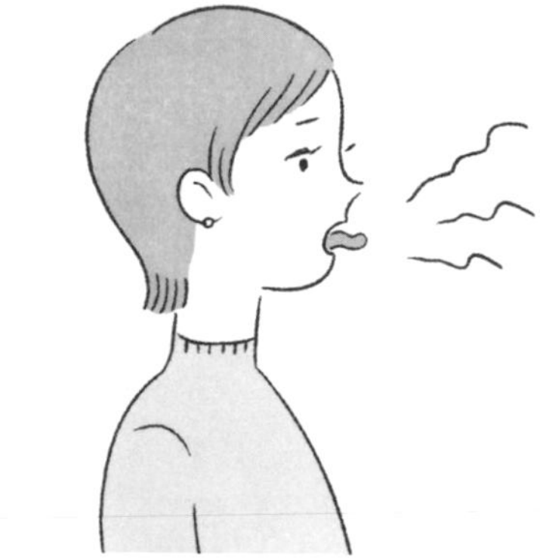

具體症狀

- 舌頭陣陣刺痛、抽痛
- 舌頭發麻
- 舌頭灼熱疼痛

與此徵兆相關的病症

缺鐵性貧血〈關注級別★〉

長期缺乏鐵質的疾病。舌頭發炎、舌乳頭萎縮，出現白色斑點和發紅。另外也會有舌頭腫脹、疼痛、味覺障礙、眩暈、貧血、容易喘、容易疲勞等症狀。

舌痛症〈關注級別★★〉

精神壓力等因素引起舌頭如燒燙傷般陣陣刺痛或發麻的疾病。外觀上沒有任何變化。好發於更年期的女性。

口腔灼熱症候群〈關注級別★★〉

不明原因造成舌頭、嘴唇、口腔內有灼熱感且疼痛的疾病。可能伴隨口中有苦味或金屬味、口腔內乾燥等症狀。

舌癌（舌腫瘤）〈關注級別★★★〉

舌頭上形成惡性腫瘤的疾病。腫瘤多半形成於舌頭兩側。常見症狀有舌頭上形成腫塊、潰爛、變色、異樣感、疼痛、出血、發麻、口腔潰瘍等。

徵兆出現的原因

腦部或血液疾病、血液滯留、末梢神經受到壓迫、老化造成功能衰退、肌肉或肌腱疲乏等種種因素造成神經障礙，進而產生舌麻和舌痛等症狀。

引起舌麻和舌痛的疾病包含**口乾症**、**舌痛症**、**舌炎**、**缺鐵性貧血**、**口腔潰瘍**等。

其他像是**糖尿病**、**三叉神經痛**等全身性疾病也經常伴隨舌痛和舌麻症狀。

另外，牙齒咬合不正而摩擦舌頭的刺激也會造成舌痛，壓力等導致咬舌或摩擦舌頭的行為也可能誘發疼痛與發麻。

自我照護的方法

舌痛或舌麻由多種因素引起，例如神經障礙、過勞、壓力、白色念珠菌於口腔內異常增生（**舌痛症**）等等。若症狀久拖不癒，有可能是疾病造成，建議盡速接受醫師的診察。

舌痛症多半與壓力有關，建議平時盡量放輕鬆以舒緩身心負擔。

另外，不自覺地以牙齒或鑲嵌於牙齒裡的金屬物持續刺激舌頭，極可能誘發舌頭潰爛的**舌炎**，建議確實檢查一下出現症狀的部位。

改善身體健康！一句話處方箋　沒有食慾、胃腸不舒服時，可以嘗試服用中藥「補中益氣湯」。

Karada Sign

30／舌頭變色

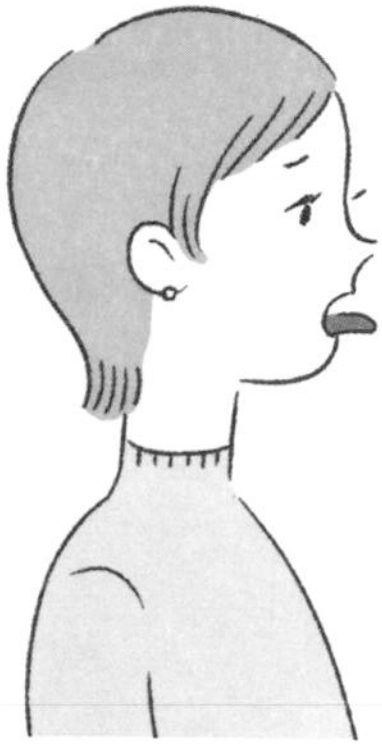

具體症狀

- 舌頭呈鮮紅色
- 舌頭蒼白
- 舌頭呈黃色或褐色

與此徵兆相關的病症

缺鋅症〈關注級別★〉

缺鋅導致味蕾細胞代謝變差，感覺不到味道的疾病。因過度攝取食品添加物而引起。

缺鐵性貧血〈關注級別★〉

長期缺乏鐵質的疾病。舌頭發炎、舌乳頭萎縮，出現白色斑點和發紅。另外會有舌頭腫脹、疼痛、味覺障礙、眩暈、貧血、容易喘、容易疲勞等症狀。

舌癌（舌腫瘤）〈關注級別★★★〉

舌頭上形成惡性腫瘤的疾病。腫瘤多半形成於舌頭兩側。常見症狀有舌頭上形成腫塊、潰爛、變色、異樣感、疼痛、出血、發麻、口腔潰瘍等。

徵兆出現的原因

舌頭因外在刺激或疾病變蒼白無血色，或者變成白色、黃色、光滑的紅色、滿布顆粒的紅色（草莓舌）等各種顏色。

舌頭之所以變色，可能是舌頭不乾淨、受傷、抽菸、嚼菸、服用藥物等因素造成。

至於引起舌頭變色的疾病，則可能包含鋅、鐵不足的**缺鋅症**和**缺鐵性貧血**，以及舌頭上形成惡性腫瘤的**舌癌**等。

自我照護的方法

刷牙時除了牙齒，舌頭部分也要一併清潔乾淨。尤其吸菸者若怠於清潔舌頭，恐容易造成舌頭變色。

平時定期確認健康狀態，當然也別忘了舌頭。

缺乏鋅和鐵引起**缺鋅症**、**缺鐵性貧血**，這也是造成舌頭變色的原因。平時務必注重營養均衡的飲食生活，攝取足夠的礦物質。除了飲食外，也可以適時補充保健食品。

舌頭出現變色且伴隨疼痛和腫脹等症狀，可能是疾病造成，請盡速接受醫師的診察。

改善身體健康！一句話處方箋　睡前喝酒會降低睡眠品質。

Karada Sign

31 / 味覺異常

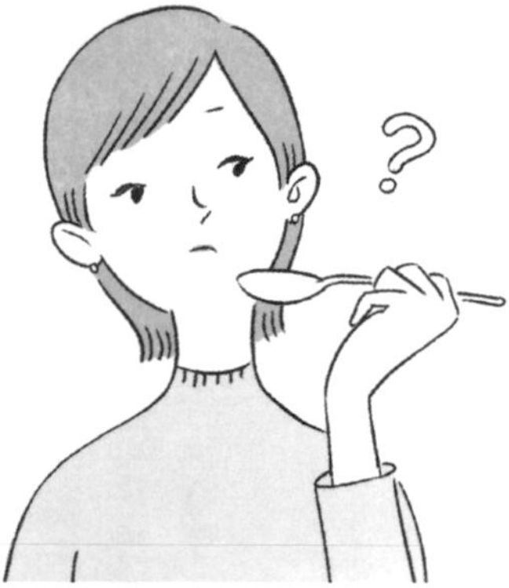

具體症狀

- 完全感受不到味道
- 味錯覺
- 感受不到某種特定的味道
- 單側味覺喪失

與此徵兆相關的病症

口乾症〈關注級別★〉

因唾液分泌不足、急速脫水等引起口乾舌燥的疾病。常見症狀有舌頭痛、口腔內疼痛、無法好好講話、吞嚥困難、味覺異常等。

缺鋅症〈關注級別★〉

缺鋅導致味蕾細胞代謝變差，難以感受食物味道的疾病。過度攝取加工食品容易導致缺鋅。

修格蘭氏症候群〈關注級別★★〉

自體免疫系統疾病引起發炎，導致無法製造眼淚和唾液的疾病。常伴隨乾眼症、口乾症、全身發炎等症狀。

徵兆出現的原因

舌頭和喉嚨深處有大約九千個名為味蕾的感覺受體，負責接收甜味、鹹味、酸味、苦味、鮮味五種基本味覺訊號並傳送至大腦。味蕾數量隨年齡增長而減少，即便是身體健康的人也會慢慢難以感受味道。

但突然嘗不出味道、感受不到某種特定味道、產生味錯覺等味覺異常現象時，可能是某種疾病引起。

另外像是鼻塞、缺乏鋅和鐵質、唾液分泌減少、壓力等，也會導致味覺感受能力變差。

自我照護的方法

味蕾細胞負責感受味道，促使味蕾細胞進行活躍的新陳代謝則需要鋅。

缺乏鋅會使細胞的新陳代謝能力衰退，進而難以感受味道，平時的飲食要注重營養均衡，攝取足夠的礦物質。

先不論鼻塞造成的暫時性味覺喪失，如果有持續性味覺異常現象，很可能是某些疾病造成，請勿置之不理，務必及早接受醫師的診察。

改善身體健康！一句話處方箋　熱敷手腳可以緩解頭痛。

Karada Sign

32

口腔內長異物、腫脹、搔癢

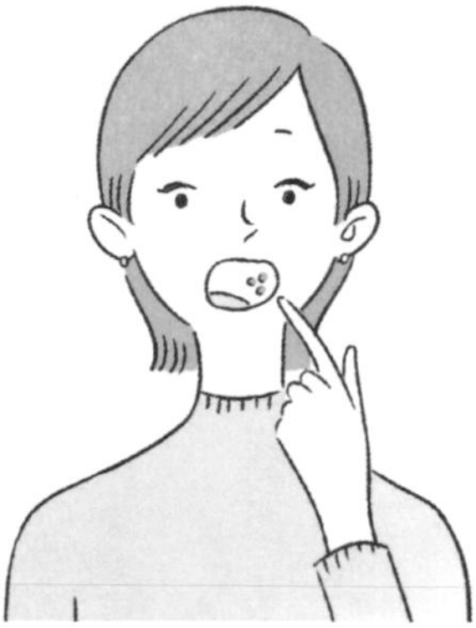

具體症狀

- 口腔黏膜長水泡
- 口腔黏膜長硬塊
- 口腔黏膜長紅色濕疹
- 口腔內腫脹
- 口腔內有搔癢感

與此徵兆相關的病症

口腔潰瘍〈關注級別★〉

營養不良、發炎、病毒等造成口腔內黏膜上形成小水泡的疾病。有疼痛感和刺痛感，約七至十天會自然痊癒。

疱疹〈關注級別★〉

疱疹病毒感染使嘴巴和嘴唇邊長出水泡的疾病。常見症狀有強烈疼痛、發燒、喉嚨痛、倦怠感等。

口腔癌〈關注級別★★★〉

口腔內形成惡性腫瘤的疾病。常見症狀有形成硬塊、疼痛、腫脹、輕微刺激就出血等。引起細菌感染時，口腔可能發出惡臭味。

帶狀疱疹〈關注級別★★〉

免疫力下降時，潛藏於體內的水痘帶狀疱疹病毒伺機活化並引起發炎的疾病。身體和臉上長出水泡狀濕疹，感到皮膚陣陣刺痛與強烈搔癢。

徵兆出現的原因

因免疫力下降、缺乏維生素B12、壓力、疲勞、口腔內不乾淨、傷口造成發炎、過敏、病毒感染、刺激物等種種因素造成口腔內形成突起物。

口腔內形成水泡絕大多數是**口腔潰瘍**，原則上數天內會自然痊癒。

其他像是**疱疹**、**口腔癌**、**帶狀疱疹**、**手足口病**、**疱疹性咽峽炎**、**德國麻疹**、**麻疹**、**水痘**等疾病，也可能有口腔內形成突起物或腫脹等症狀。

另一方面，口腔內搔癢則可能是手腳關節處、關節內側、軀幹、陰部、口腔內等部位長出發癢疹子的**扁平苔蘚**，或者**金屬假牙過敏**等情況引起。

自我照護的方法

口腔潰瘍通常會於七到十天內自然痊癒。多攝取富含維生素B12的食物（納豆、海苔、豬肝）和保健食品，有助於預防和治療口腔潰瘍。

口腔潰瘍反覆發作的人應多加重視生活習慣與飲食生活，盡量避免累積壓力。

如果有一再復發、癒合速度緩慢、比一般口腔潰瘍明顯來得腫大且硬、併發全身性症狀等異常現象，可能是某些疾病造成，請盡速就醫接受診察。

改善身體健康！一句話處方箋　洗澡前先用梳子梳頭，能幫助洗髮精帶走髒汙。

Karada Sign

33 / 口腔內疼痛

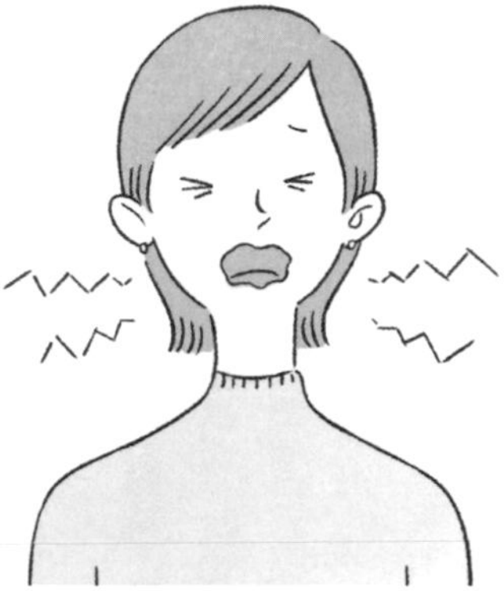

具體症狀

● 口腔黏膜疼痛

與此徵兆相關的病症

□ 口腔潰瘍〈關注級別★〉

營養不良、發炎、病毒等造成口腔內黏膜上形成小水泡的疾病。有疼痛感和刺痛感，約七到十天會自然痊癒。

□ 口腔念珠菌症〈關注級別★★〉

免疫力下降時，口腔因白色念珠菌的黴菌感染引起的疾病。常見症狀有疼痛、味覺障礙等。

□ 乾症〈關注級別★〉

因唾液分泌不足、急速脫水引起的疾病。常見症狀有口渴、舌頭和口腔內疼痛、無法好好講話、吞嚥困難、味覺異常等。

□ 口腔癌〈關注級別★★★〉

口腔內形成惡性腫瘤的疾病。常見症狀有形成硬塊、疼痛、腫脹、輕微刺激就出血等。若引起細菌感染，口腔可能發出惡臭味。

徵兆出現的原因

口腔潰瘍多半因為細菌感染或牙刷等刺激造成傷口，進而引起口腔內疼痛。另外，齲齒和牙周病也會引起口腔疼痛。

有時口呼吸、壓力、疾病、脫水等造成的口乾症也容易誘發口腔疼痛。

另一方面，口腔疼痛同時也是口腔念珠菌症、貝塞特氏症、天皰瘡、口腔癌等疾病的常見症狀。

自我照護的方法

口腔潰瘍或傷口等造成的疼痛通常於七到十天內自然緩解。癒合速度緩慢且持續疼痛，有可能是疾病造成，務必接受醫師的診察。

尺寸不適合的牙刷可能是造成傷口和腫脹的原因，請選擇適合口腔大小和形狀的清潔用品。

至於口腔潰瘍、口乾症、口腔念珠菌症等可能是營養不良、脫水、免疫力下降等因素引起，務必從改善日常生活習慣做起，並且攝取營養均衡的飲食。

重視均衡營養、頻繁補充水分、適度休息以避免疲勞和壓力累積，培養良好生活習慣。

(改善身體健康！一句話處方箋)　午餐與晚餐之間的點心可以延續專注力和穩定情緒。

Karada Sign

34／口臭

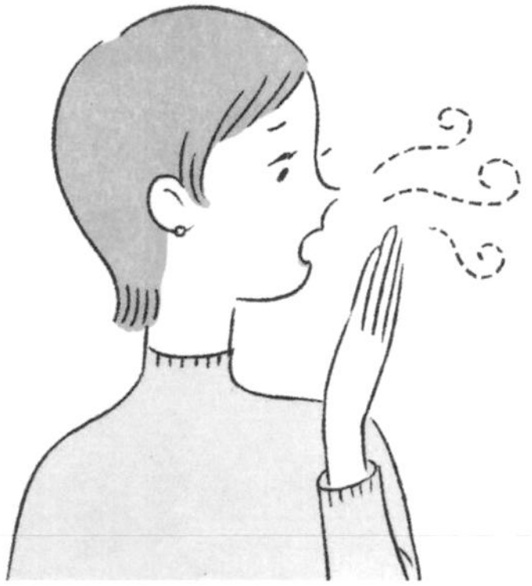

具體症狀

- 暫時性口臭
- 持續且味道強烈的口臭

與此徵兆相關的病症

牙周病〈關注級別★〉

牙菌斑感染引起發炎的疾病。常見症狀有腫脹、牙齦萎縮、蛀牙、牙齒搖動、強烈口臭等。有時細菌及其副產物會跟隨血液循環蔓延至全身，引起全身各種疾病。

糖尿病〈關注級別★★〉

調節血糖值的荷爾蒙——胰島素分泌不足的疾病。常見症狀有血管劣化、視力模糊、腎功能變差等全身性症狀。口臭也是症狀之一。

鼻竇炎〈關注級別★〉

鼻腔裡慢性發炎的疾病。因持續流鼻水、鼻塞而有呼吸困難現象。另外也可能有味覺異常、睡眠障礙、流膿、鼻子痛、口臭等症狀。

口腔癌〈關注級別★★★〉

口腔內形成惡性腫瘤的疾病。常見症狀有形成硬塊、疼痛、腫脹、輕微刺激就出血等。若引起細菌感染，口腔可能發出惡臭味。

徵兆出現的原因

口臭是正常生理現象，多發生於空腹、緊張或剛起床時。由於唾液分泌減少，口臭主要來源的揮發性硫化物增加而引起。

有時月經或懷孕期間，也容易因為荷爾蒙改變而出現口臭現象。

牙周病或**齲齒**等牙垢問題也會引起口臭。

另外，罹患呼吸器官疾病、消化器官疾病、肝臟、鼻子、喉嚨疾病、**糖尿病**等全身性疾病時也經常有口臭問題。

自我照護的方法

唾液分泌不足使口腔乾燥，會導致細菌繁殖而容易產生口臭，因此日常要多提醒自己隨時補充水分。

沒有確實清潔口腔，包括牙齒和舌頭，同樣容易因為細菌繁殖造成口臭。每天清潔，保持口腔乾淨很重要。

刷了牙還是有強烈味道或持續有口臭問題，疑似牙齒或鼻子方面的疾病，也可能是**糖尿病**、**口腔癌**等嚴重疾病引起，務必諮詢醫師並接受檢查。

改善身體健康！一句話處方箋　假日也和平日同樣時間起床。狂睡和補眠反而容易造成疲勞累積。

Karada Sign

35

口腔內或牙齦出血

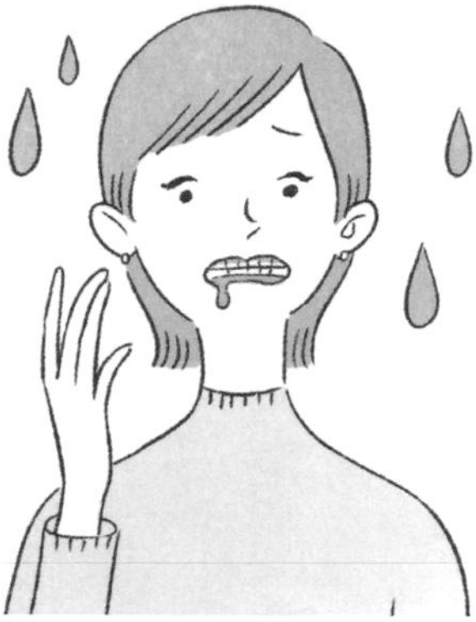

具體症狀

- 牙齦出血
- 舌頭或臉頰等口腔黏膜出血

與此徵兆相關的病症

牙周病〈關注級別★〉

牙菌斑感染引起發炎的疾病。常見症狀有腫脹、牙齦萎縮、蛀牙、牙齒搖動、強烈口臭等。有時細菌及其副產物會跟隨血液循環蔓延至全身，引起全身各種疾病。

白血病〈關注級別★★★〉

骨髓上形成惡性腫瘤，導致無法正常製造血液的疾病。症狀多樣化，包括貧血、呼吸困難、心悸、倦怠感、瘀青、流鼻血、牙齦出血等。

口腔癌〈關注級別★★★〉

口腔內形成惡性腫瘤的疾病。常見症狀有形成硬塊、疼痛、腫脹、輕微刺激就出血等。若引起細菌感染，口腔可能發出惡臭味。

舌癌（舌腫瘤）〈關注級別★★★〉

舌頭上形成惡性腫瘤的疾病。腫瘤多半形成於舌頭兩側。常見症狀有舌頭上形成腫塊、潰爛、變色、異樣感、疼痛、出血、發麻、口腔潰瘍等。

徵兆出現的原因

用力刷牙可能傷害牙齦或口腔黏膜，造成出血。

抽菸不僅引起牙齦發炎，也容易誘發**牙周病**、**齲齒**等，進而造成出血。

最常引起牙齦出血的莫過於牙周病。其他像是**口乾症**、磨牙、牙齒咬合不正、**更年期障礙**和懷孕期間荷爾蒙失調等也都可能是引起出血的原因。

另外，**白血病**、**口腔癌**等攸關生命的嚴重疾病也經常伴隨牙齦出血症狀。

自我照護的方法

為預防刷牙不當造成傷口，請選用適合口腔大小的牙刷並溫柔刷牙。

放任**牙周病**不管，不僅造成牙齒脫落，也可能引起全身性疾病。牙齦有出血狀況時，務必接受醫師的診察。抽菸有引起牙周病為首的各種牙齒和牙齦疾病的風險，也會對口腔黏膜、舌頭、喉嚨等器官造成損害，甚至誘發癌症。

除此之外，口腔和牙齦出血常導致口臭和味覺障礙，為了保持牙齒和口腔健康，建議戒掉抽菸習慣。

臉頰、喉嚨和舌頭的黏膜出血可能引發各種全身性疾病，一旦發現出血症狀，務必諮詢醫師的建議。

(改善身體健康！一句話處方箋)　甜食令人上癮，而醣中毒則會提高罹患憂鬱症的機率。

Karada Sign

36 / 牙齒或牙齦異常（疼痛、搖晃）

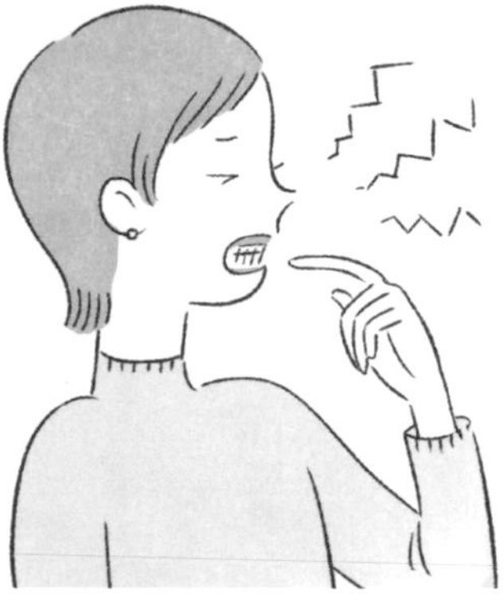

具體症狀

- 牙齒疼痛、刺痛感
- 牙齒搖動
- 感覺牙齒浮起來
- 牙齦疼痛、刺痛感
- 牙齦萎縮

與此徵兆相關的病症

牙周病〈關注級別★〉

牙菌斑感染引起發炎的疾病。常見症狀有腫脹、牙齦萎縮、蛀牙、牙齒搖動、強烈口臭等。有時細菌及其副產物會跟隨血液循環蔓延至全身，引起全身各種疾病。

齲齒（蛀牙）〈關注級別★〉

齒垢裡的細菌製造酸性物質並逐漸溶解牙齒的疾病。隨著溶解的進展，不僅產生牙痛症狀，當發炎擴散至周邊組織時，還會引起鼻子和臉頰疼痛、腫脹症狀。

知覺敏感症〈關注級別★〉

覆蓋於牙齒表面的琺瑯質受到破壞、牙齦萎縮造成供神經通過的牙本質暴露出來的疾病。無論吃熱食或冷食都會感覺牙痛。

牙齦膿腫〈關注級別★★〉

齒垢常附著於牙齒表面或卡在牙齒之間，其內含的細菌引發感染造成牙齦化膿的疾病。常見症狀有牙齦腫脹、疼痛、出血、流膿等。

徵兆出現的原因

牙齒表面、牙齒之間、牙齒和牙齦中間是最容易卡黏稠白色齒垢（細菌團塊）的地方。齒垢一再聚積，裡面的牙菌斑會產生有害物質，造成牙齦發炎並引起**牙周病**。

牙周病的早期稱為**牙齦炎**，通常有牙齦紅腫、出血等症狀。若進一步惡化到支撐牙齒的牙槽骨等組織受到破壞，恐導致牙齒鬆動、疼痛、口臭、牙齦萎縮，甚至牙齒脫落。

其他像是**齲齒**、**知覺敏感症**等造成牙齒神經產生過敏反應時，也會引起疼痛症狀。

自我照護的方法

預防**齲齒**和**牙周病**，除了清潔牙齒表面外，更重要的是以牙線等用品清潔牙縫和牙周囊袋。

抽菸、攝取過量砂糖的生活習慣也會促使牙周病惡化，請盡量改善這些不良生活習慣。

太用力刷牙容易破壞牙齒琺瑯質，造成**知覺敏感症**或傷害牙齦，刷牙時動作務必輕柔。

除了每天清潔牙齒，還必須接受牙科醫師的專業護理。定期前往牙科診所檢查牙齒，才能確保健康的口腔環境。

另一方面，齲齒和知覺敏感症的症狀很類似，在難以區分的情況下，務必諮詢牙科醫師。

改善身體健康！一句話處方箋　便祕時要多攝取水分。

Karada Sign

37 / 口乾、喉嚨乾

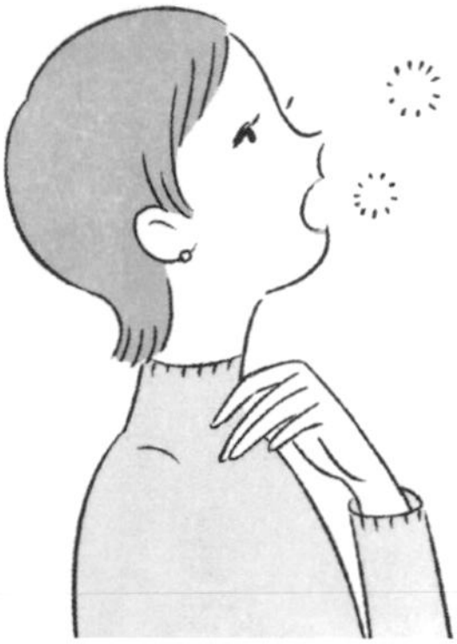

具體症狀

- 覺得口腔內很乾燥
- 喝了水還是覺得喉嚨很乾

與此徵兆相關的病症

更年期障礙〈關注級別★〉

女性荷爾蒙——雌激素的分泌量於停經後急遽減少，引發身體和心理的種種不適症狀。常見症狀有心悸、容易喘、盜汗、口渴、焦躁、焦慮等。

口乾症〈關注級別★〉

因唾液分泌不足、急速脫水等引起口乾舌燥的疾病。常見症狀有舌頭痛、口腔內疼痛、無法好好講話、吞嚥困難、味覺異常等。

修格蘭氏症候群〈關注級別★★〉

自體免疫系統疾病引起發炎，導致無法製造眼淚和唾液的疾病。常伴隨皮膚乾燥、乾眼症、口乾症、全身發炎等症狀。

副甲狀腺機能亢進症〈關注級別★★〉

副甲狀腺荷爾蒙分泌過剩，使血液中的鈣濃度過高的疾病。可能會引起骨質異常、尿路結石、喉嚨乾、頭痛、胸口燒灼感等症狀的高血鈣症。

徵兆出現的原因

空腹或情緒緊張等身體感到壓力時，容易因為唾液分泌減少而感到口渴。

更年期障礙引起的**多汗症**，或者雌激素減少、頻尿、壓力等因素造成身體不容易保留水分，都可能進一步引起口乾、喉嚨乾等症狀。**口乾症**、**修格蘭氏症候群**、**副甲狀腺機能亢進症**、**糖尿病**等疾病也都會伴隨口乾、喉嚨乾症狀。

口腔乾燥通常連帶有口腔黏稠感、刺痛、**齲齒**、齒垢變多、口臭、飲食障礙、與他人對話有困難等症狀。

自我照護的方法

滋潤口腔時可以活用以下幾種方法，按摩唾液腺、吐舌體操、發出「啪噠咖啦」這幾個音的吞嚥體操、塗抹口腔保濕凝膠以代替唾液等等。

頻繁補充必要水分，想辦法減少體內的水分蒸發也非常重要。另外，每天為乾燥的房間增加濕度，戴口罩預防水分流失。

有頻尿傾向的人，勿攝取過多含利尿成分（咖啡因或酒精）的飲料。

採取上述種種對策還是無法有效解決口腔和喉嚨乾的問題時，有可能是疾病造成，務必接受醫師的診察。

改善身體健康！一句話處方箋　每天早起五分鐘，從容盥洗做準備，調整自律神經以開啟美好的一天。

Karada Sign

38 / 吐血、血痰

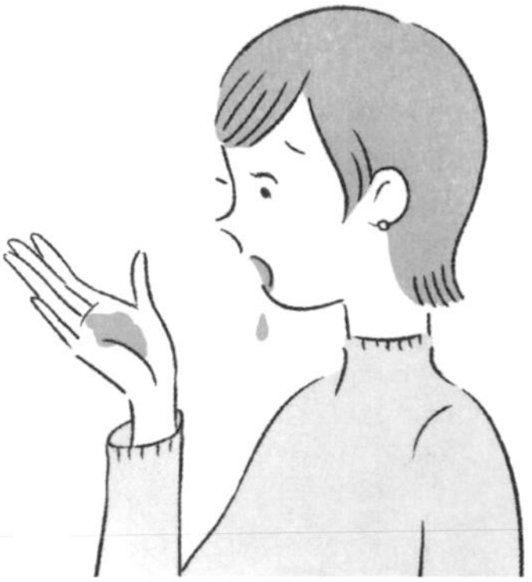

具體症狀

- 大量吐血
- 痰液和唾液裡混有血絲

與此徵兆相關的病症

胃潰瘍〈關注級別★★〉

保護胃壁的黏膜和胃酸分泌失調，導致胃黏膜損傷潰爛的疾病。因壓力和幽門螺旋桿菌造成。通常有噁心、胃痛、上腹部燒灼感、吐血等症狀。

十二指腸潰瘍〈關注級別★★〉

位在胃和小腸之間的十二指腸因過多胃酸分泌造成損傷潰爛的疾病。因壓力和幽門螺旋桿菌、抽菸等造成。常見症狀有噁心、胃痛、吐血等。

食道癌、胃癌〈關注級別★★★〉

食道或胃形成惡性腫瘤的疾病。常見症狀有胸口異樣感、體重下降、胸痛、背痛等。病症惡化時甚至會吐血。

慢性阻塞性肺疾病（COPD）〈關注級別★★〉

抽菸、吸入空氣中有害物質導致肺部發炎的疾病。常見症狀有長期咳嗽、上下樓梯時容易喘不過氣等。

徵兆出現的原因

吐血是因為食道、胃、十二指腸等靠近口腔的消化器官出血所致。

通常會引起消化器官出血的疾病包含**胃潰瘍**、**十二指腸潰瘍**、**急性胃黏膜病變**、**胃癌**、**食道癌**等。

出血量和血液顏色因疾病種類而異，但出血量大恐造成血壓下降或**出血性休克**，嚴重時可能有生命危險。

少量吐血或唾液、痰液裡混有血絲時，可能是口腔內有傷口、牙齦受傷、鼻血從口中流出來等情況造成。

罹患**慢性阻塞性肺疾病**（COPD）、**肺癌**時也可能有吐血和血痰等症狀。

自我照護的方法

出現吐血症狀的**胃潰瘍**或**十二指腸潰瘍**等消化器官疾病，多半是年紀大、飲食作息紊亂、飲食過量、抽菸、喝酒、壓力等因素造成，建議從培養良好生活習慣做起，盡量不要增加腸胃的負擔。

另外，幽門螺旋桿菌是胃潰瘍和**胃癌**最主要的危險因子，這種細菌多半來自父母的感染。若能及早進行檢查，便能早期發現並早期除去，有效預防胃癌等疾病的發生。

另一方面，罹患**慢性阻塞性肺疾病**或**肺癌**等疾病則會產生咳血痰症狀，這多半是抽菸習慣造成，戒菸才能有效防範。

吐血可能與危及性命的重大疾病有關，一旦出現相關症狀，建議立即接受醫師的診察。

改善身體健康！一句話處方箋

肉類優先（先攝取蛋白質），醣類最後（碳水化合物殿後）的飲食方式能幫助減重。

Karada Sign

39 / 打噴嚏、咳不停

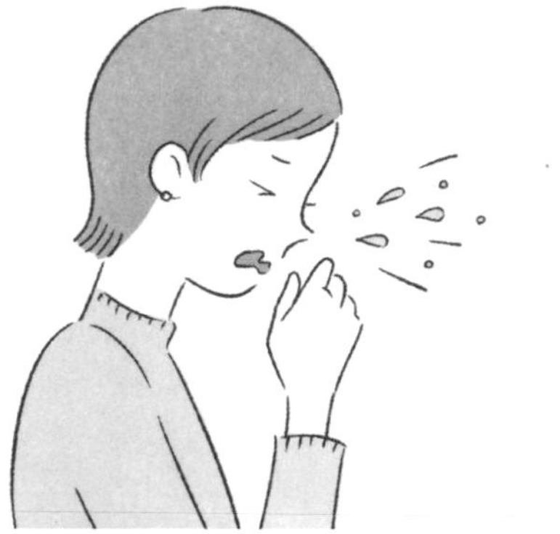

具體症狀

- 連續打噴嚏
- 咳嗽咳不停

與此徵兆相關的病症

過敏性鼻炎〈關注級別★〉

對家中粉塵、塵蟎、動物毛等無害的物質產生過敏反應而引起發炎的疾病。常見症狀有鼻塞、流鼻水、打噴嚏等。也包含對花粉等產生過敏反應的季節性過敏性鼻炎。

咳嗽變異型氣喘〈關注級別★〉

呼吸道黏膜發炎的疾病。花粉、灰塵、蒸氣、PM2.5等刺激造成劇烈咳嗽。也可能因疲勞和壓力而誘發。若不及時加以治療，恐造成肺功能急速下降。

慢性阻塞性肺疾病（COPD）〈關注級別★★〉

抽菸、吸入空氣中有害物質，導致肺部發炎的疾病。常見症狀有長期咳嗽、上下樓梯時容易喘不過氣等。

肺炎〈關注級別★★〉

因細菌或病毒感染引起肺部發炎的疾病。常見症狀有咳嗽、有痰、發燒、胸痛、呼吸困難等。

徵兆出現的原因

打噴嚏是一種生理現象，為了將從鼻子入侵的異物和刺激物質排出體外。噴嚏次數多，或是長期經常打噴嚏，可能是對花粉或粉塵產生過敏反應而引起發炎，遇到這種情況時，千萬別忍耐，應盡快接受醫師的診察。

咳嗽是**感冒**（急性上呼吸道感染）、**流行性感冒**、過敏反應引起喉嚨發炎，以及**慢性阻塞性肺疾病**（COPD）、**肺炎**、**咳嗽變異型氣喘**等肺部疾病的常見症狀。

若長期久咳不癒或伴隨咳嗽有痰、呼吸困難等症狀，疑似罹患肺部疾病，請盡快就醫接受檢查。

自我照護的方法

為防範引發咳嗽的呼吸道感染，平時應多漱口及補充水分、增加室內濕度、勤打掃室內環境，盡量不要增加喉嚨負擔。

積極攝取能夠保護喉嚨黏膜的食物（蜂蜜和生薑、香菇、白蘿蔔、蓮藕）。

另一方面，抽菸容易引發肺部衰退的**慢性阻塞性肺疾病**，進一步演變成慢性咳嗽，所以吸菸者若有久咳不癒的情況，建議盡快戒菸。

有過敏性咳嗽或打噴嚏症狀的人，務必接受醫師的治療。平時也要多留意，盡量不要吸入容易引發過敏反應的過敏原物質。

改善身體健康！一句話處方箋　培養入眠儀式，例如看書或伸展運動，讓入睡更容易。

Karada Sign

40 / 口齒不清

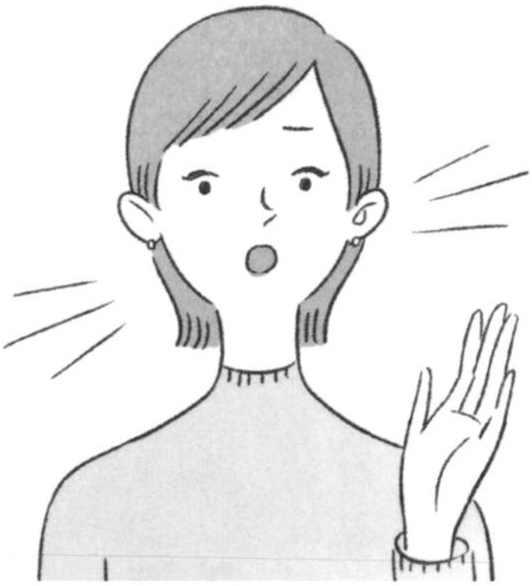

具體症狀

- 口齒不清
- 無法張開嘴
- 不能言語
- 咬字不清

與此徵兆相關的病症

腦中風〈關注級別★★★〉

腦部血管破裂或阻塞導致腦組織受損的疾病。包含缺血性中風、出血性中風、蜘蛛膜下腔出血。一旦大腦語言區受損，容易出現說話困難等症狀。最終恐留下失語症的後遺症。

巴金森氏症〈關注級別★★★〉

腦內神經傳導物質的多巴胺減少，導致身體無法隨意活動的疾病。常見症狀有手腳震顫、肌肉僵硬、行動遲緩、說話困難等。

肌萎縮性側索硬化症（ＡＬＳ）〈關注級別★★★〉

局部運動神經受損萎縮的疾病。手腳漸漸無力，肌肉萎縮情況慢慢向全身蔓延。另外還可能有口腔、喉嚨肌肉衰退，導致口齒不清、吞嚥時噎住等症狀。

構音障礙〈關注級別★〉

舌頭和嘴唇無法靈活運作的疾病。常見症狀有聲音變小、構音含糊不清晰、咬字不清等。

徵兆出現的原因

突然出現說話困難的原因可能與大腦語言相關區域出問題、驅動身體肌肉的腦部神經或舌頭、口腔相關神經出問題有關。

腦損傷疾病中，**缺血性腦中風**和**蜘蛛膜下腔出血**等是因為腦血管破裂或阻塞導致大腦語言區域出問題。另外像是**巴金森氏症**，則是因為腦內神經傳導物質減少，導致患者出現無法自主控制的身體顫動。

身體、口腔、舌頭的肌肉無法順利運作的**肌萎縮性側索硬化症**（ＡＬＳ）、舌頭和嘴唇肌肉運作不協調且無法正確發音的**構音障礙**，也都可能出現口齒不清的症狀。

自我照護的方法

如果自覺有說話困難、無法順利活動嘴巴等情形，應立即就醫接受診治。置之不理恐危及生命或留下嚴重後遺症，務必多加留意。

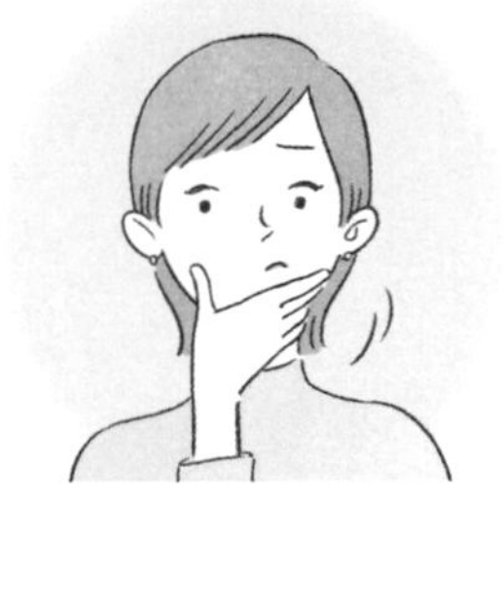

改善身體健康！一句話處方箋　酪梨具有美肌和治療便祕的效果。

Karada Sign

41 / 發不出聲音、聲音沙啞

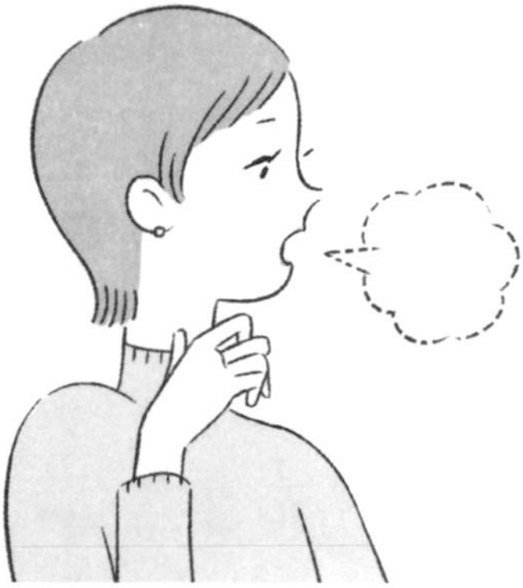

具體症狀

● 聲音沙啞
● 無法大聲說話

與此徵兆相關的病症

聲帶息肉 〈關注級別★〉
過度使用聲音造成聲帶上形成小突起物的疾病。常見症狀有聲音沙啞、聲音變小等。若不及早治療，一旦小突起物愈來愈大，恐造成呼吸困難。

聲帶結節 〈關注級別★〉
過度使用聲音造成聲帶上形成小突起硬塊的疾病。容易有聲音沙啞、無法發出高音等症狀。

橋本氏甲狀腺炎 〈關注級別★★〉
自體免疫系統疾病引起甲狀腺慢性發炎的疾病。會出現甲狀腺腫大、聲音沙啞、低血壓、沒精神、皮膚乾燥、水腫、生理期不順、記憶力衰退等各種樣式的症狀。

口咽癌 〈關注級別★★★〉
鼻子深處至喉嚨這一段的咽部形成惡性腫瘤的疾病。腫瘤造成聲帶受損、聲音沙啞。

徵兆出現的原因

抽菸、喝酒、大聲說話、長時間發出聲音等過度使用聲帶，這些因素都容易造成聲帶不適，進而引起暫時性聲音沙啞或聲音異常的現象。

可能引起聲帶不適的疾病包含**感冒**（急性上呼吸道感染）、**流行性感冒**、**急性咽炎**、**急性會厭炎**、**甲狀腺機能低下症**、**聲帶息肉**、**聲帶結節**、**口咽癌**等。

如果是喉嚨疾病造成聲音沙啞，異常現象通常會緩慢進展，而且經常伴隨咳嗽、喉嚨痛、異樣感等症狀。

自我照護的方法

想要預防聲音沙啞，必須盡量少抽菸、少喝酒以減少喉嚨的負擔。喉嚨黏膜乾燥易使沙啞情況惡化，活用加濕器和服用喉糖來滋潤喉嚨也很重要。

積極攝取保護喉嚨黏膜的食物（蜂蜜、生薑、香菇、白蘿蔔、蓮藕）也能有效預防聲音沙啞。

長時間過度使用聲帶的職業或興趣，容易因為喉嚨慢性發炎造成**聲帶息肉**，還務必多加留意。

長時間聲音異常且沒有改善，或者伴隨其他相關症狀一起出現時，可能是聲帶方面的疾病引起，請盡速就醫接受醫師的診治。

Karada Sign

42 / 頸部僵硬

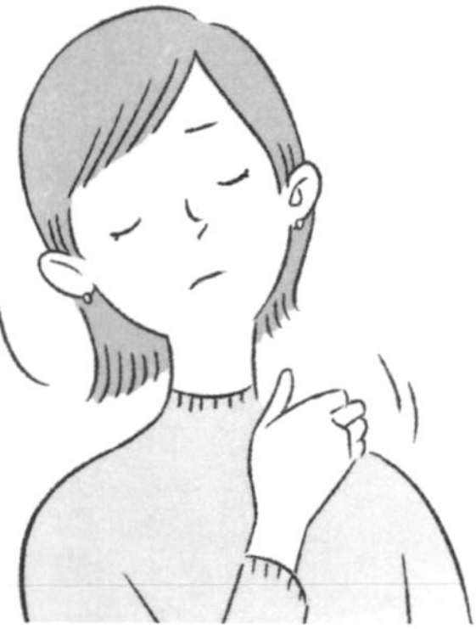

具體症狀

- 頸部僵硬疼痛
- 頸部肌肉僵硬、發冷

與此徵兆相關的病症

更年期障礙〈關注級別★〉

女性荷爾蒙——雌激素的分泌量於停經後急遽減少，引發身體和心理的種種不適症狀。常見症狀有心悸、容易喘、盜汗、口渴、焦躁、焦慮等。

心肌梗塞〈關注級別★★★〉

輸送血液至心臟的冠狀動脈硬化變性，導致心臟肌肉因氧氣不足而壞死的疾病。常見症狀有胸口強烈疼痛、噁心等。若不及早治療，恐發生呼吸困難、意識模糊等現象。

癌症〈關注級別★★★〉

體內形成惡性腫瘤的疾病。罹患上半身癌症，通常有頸部僵硬的症狀。

徵兆出現的原因

長期駝背或長時間使用電腦、手機的生活習慣使頸部一直維持相同姿勢而承受過大負擔，導致頸部肌肉逐漸僵硬。

血液循環不良或身體發冷造成頸部肌肉僵硬，或是通過頸部的血液、神經、淋巴液受到阻礙，這些情況也容易引起不適症狀。

延伸自頭部並通過頸部前往身體的重要自律神經受到壓迫時，會因為產生失調而引起頭痛、眼睛疲勞、眩暈、憂鬱等種種症狀。

除此之外，頸部僵硬也可能是**心肌梗塞**或**癌症**等疾病造成。

自我照護的方法

支撐沉重頭部的頸部肌肉非常容易僵硬。我們必須隨時提醒自己端正姿勢以避免頸部和肩膀承受過大負荷。

鍛鍊肌肉不僅能促使血液循環、增加肌肉量，還能避免肌肉變僵硬。

尤其女性容易因為**更年期障礙**或自律神經失調而出現頸部僵硬現象，因此平時做好身體管理的工作非常重要。

放任肩頸僵硬不管，容易出現抬頭時不舒服、頭部悶重、手臂痠麻等症狀，務必格外留意。

改善身體健康！一句話處方箋　化妝品一旦接觸空氣，品質就會逐漸劣化。建議開封後，盡速使用完畢。

Karada Sign

43 / 頸部疼痛

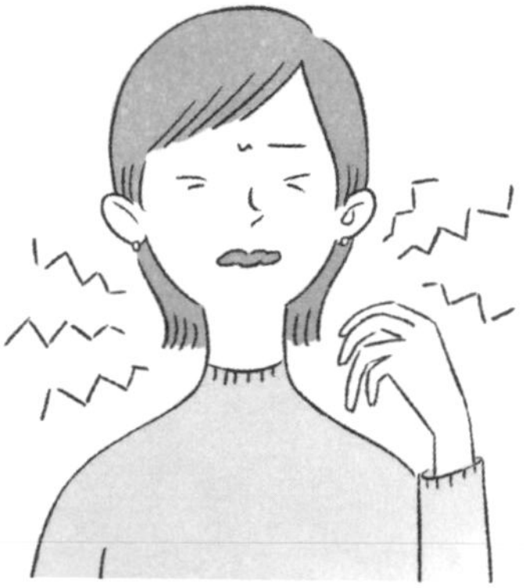

具體症狀

- 整個頸部疼痛
- 單側頸部疼痛
- 頸部肌肉和肌腱疼痛

與此徵兆相關的病症

頸椎間盤突出〈關注級別★★〉

老化或長期姿勢不良、運動等使頸部承受強大負荷，導致頸部脊椎骨之間的椎間盤向外突出的疾病。通常有頸、肩、手臂疼痛和發麻症狀。

頸椎退化〈關注級別★〉

頸部脊椎骨之間的椎間盤因增齡老化和長期承受負荷而變形，造成脊髓和神經根受到壓迫的疾病。常見症狀有頸部疼痛、手臂麻木、鈍痛、手部無法靈活運作等。

脊椎腫瘤、脊髓腫瘤〈關注級別★★★〉

脊椎或脊髓上形成腫瘤，造成脊髓和神經根受到壓迫的疾病。常見症狀有手腳神經痛、麻木、肌力衰退等。腫瘤有良性和惡性的區分。

化膿性脊椎炎〈關注級別★★〉

感染結核菌或葡萄球菌並引起脊椎發炎和化膿的疾病。容易發生在糖尿病或肝功能障礙等免疫力下降的時候。常見症狀有疼痛、高燒和手腳麻痺等。

徵兆出現的原因

頸部疼痛大致可分為神經性疼痛，以及骨骼和肌肉異常引起的疼痛。

頸部疼痛最常見的原因莫過於重度肩膀僵硬和落枕。

從頸部延伸至腰部的脊柱由脊椎骨堆疊而成。意外或不良姿勢等造成頸椎骨承受強大負擔，或者因老化使脊椎骨之間負責緩衝功用的椎間盤變形、碎裂，進一步使神經和神經根受到壓迫而引發疼痛。

除此之外，**脊椎腫瘤**、**脊髓腫瘤**、**化膿性脊椎炎**、**類風濕性關節炎**、**斜頸症**、**頸椎後縱韌帶鈣化症**、**黃韌帶鈣化症**等多種疾病通常也都有頸部疼痛症狀。

自我照護的方法

駝背或長時間久坐於辦公桌前，由於一直維持不良姿勢，容易導致肩頸承受過大負擔而引起頸部疼痛。若放任不管，恐引發**頸椎退化**或**頸椎間盤突出**等疾病，平時務必多留意端正姿勢以減少頸部負擔。

另外，選擇適合自己體型與睡姿的枕頭，才能有效預防落枕。

頸部持續疼痛且伴隨手臂、腳部疼痛與發麻等症狀，有可能是疾病造成，千萬不要忍耐，盡快接受醫師的診察。

改善身體健康！一句話處方箋　減少用餐次數會變得容易疲勞。

Karada Sign

44

頸部發麻、抽筋

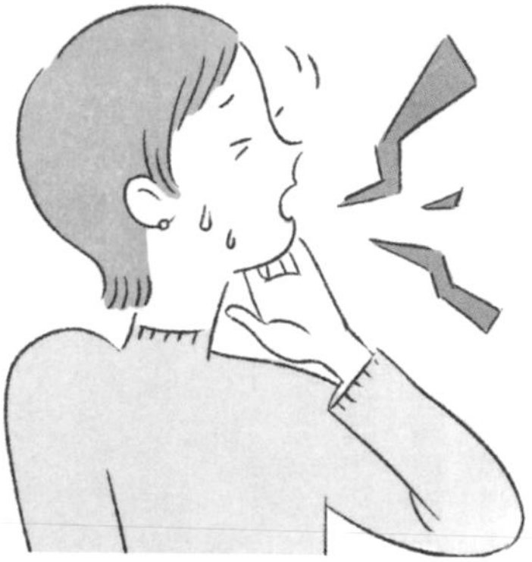

具體症狀

- 頸部至肩部發麻
- 頸部抽筋

與此徵兆相關的病症

頸椎間盤突出〈關注級別★★〉

增齡老化或長期姿勢不良、運動等使頸部承受強大負擔，導致頸部脊椎骨之間的椎間盤向外突出的疾病。通常有頸、肩、手臂疼痛和發麻症狀。

頸椎退化〈關注級別★〉

頸部脊椎骨之間的椎間盤因增齡老化和長期負擔而變形，造成脊髓和神經根受到壓迫的疾病。常見症狀有頸部疼痛、手臂麻木、鈍痛、手部無法靈活運作等。

脊椎腫瘤、脊髓腫瘤〈關注級別★★★〉

脊椎或脊髓上形成腫瘤，造成脊髓和神經根受到壓迫的疾病。常見症狀有手腳神經痛、麻木、肌力衰退等。腫瘤有良性和惡性的區分。

徵兆出現的原因

頸部肌肉緊繃僵硬造成頸部神經受壓迫而引起麻木、疼痛等症狀。

從頸部延伸至腰部的脊柱由脊椎骨堆疊而成。意外或不良姿勢等造成頸椎骨承受強大負擔，或者年齡增長老化使脊椎骨之間負責緩衝功用的椎間盤變形、碎裂，進一步使神經和神經根受到壓迫，引發麻木症狀（**頸椎間盤突出**或**頸椎退化**等）。

另一方面，血液循環不良使肌肉變僵硬也容易誘發頸部抽筋。

若再加上隨年齡增長的頸部肌肉退化，更加容易誘發頸部抽筋現象。

自我照護的方法

為了盡量不造成脊椎和頸部肌肉的負擔，平常必須隨時留意端正姿勢。

頸部肌肉退化會帶給骨骼和肌肉更大的負擔，因此適度運動非常重要。

麻木感強烈且遲遲未能改善時，有可能是疾病造成，建議盡速就醫接受醫師的診察。

另一方面，頸部抽筋時，不要揉壓按摩，請安靜休息並熱敷抽筋部位。

隨時提醒自己端正姿勢，避免蓄積頸部肌肉疲勞，並且養成運動習慣，防止肌肉老化衰退。

改善身體健康！一句話處方箋　薄荷、薰衣草、迷迭香、洋甘菊等香草植物茶能緩和頭痛症狀。

抗老化的洗臉方式

妳是否過度洗臉了呢？洗臉的訣竅

如同腸道菌叢，臉部皮膚也有好菌、壞菌、伺機菌等彼此和睦相處的常駐菌。皮膚要漂亮，絕對少不了表皮葡萄球菌這種好菌。表皮葡萄球菌能促進分泌滋潤皮膚的甘油、維持皮膚呈弱酸性的脂肪酸，以及具抗菌作用的胜肽。

但洗臉或保濕等護膚方式不當恐造成表皮葡萄球菌減少，一旦常駐菌失衡，便容易引起乾燥、皮膚老化、皮膚狀況變差等現象。雖然每個人的膚質狀況不一樣，但基本上卸妝後用洗面乳洗臉，一天一次就好。早上洗臉只用溫水便能充分洗去多餘皮脂。擦拭時，以輕柔按壓方式吸乾水分，千萬不要用力摩擦。

皮膚的細胞與細胞之間有神經醯胺（細胞間脂質），以及保護角質表面的皮脂膜，這些都具有防止異物入侵和保濕的屏障功用。倘若護膚方式不當，不僅會造成重要的屏障功能失效，也會引起肌膚乾燥或狀況不佳等現象。

比起一般化妝水，含有神經醯胺等保濕成分的精華液和乳液更能有效達到保濕效果。表皮葡萄球菌以汗水為養分，所以泡澡和運動都能有效打造美肌。

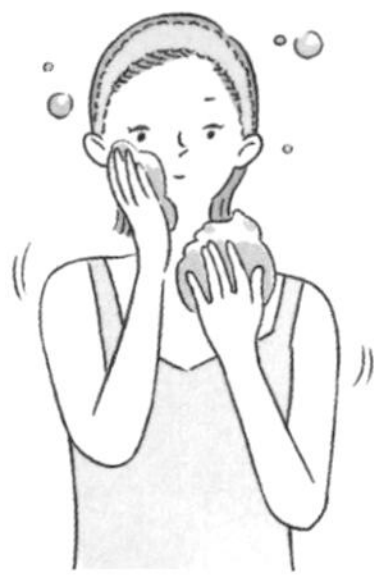

第3章

上半身

Upper body

- 軀幹（胸部、內臟）
- 手部、手臂、肩膀
- 乳房
- 腰部

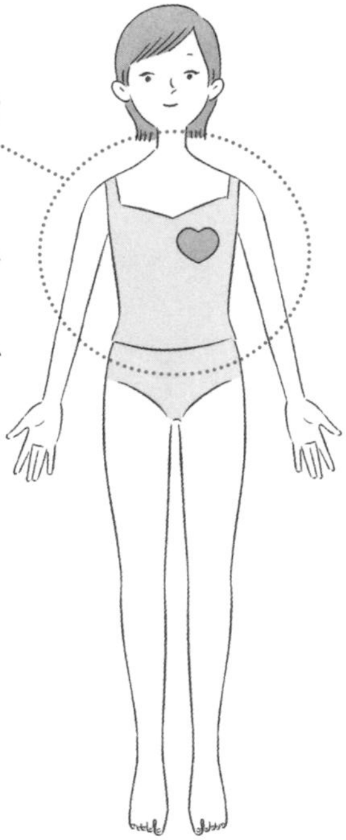

上半身除了身體表面，也有不少內臟問題。
雖然無法直接透過肉眼觀察，但肯定有一些讓人難以忽視的徵兆。
千萬不要自行判定重要不重要，
務必及早尋求解決方法以消除內心的不安。

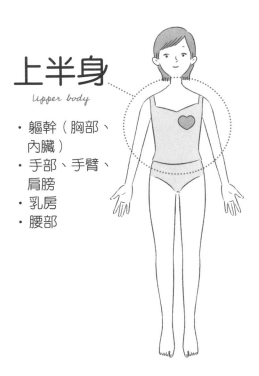

Karada Sign

1 / 胸口緊繃、疼痛

具體症狀

- 感覺心臟像被勒緊一樣
- 胸口劇烈疼痛
- 吸氣時胸口疼痛

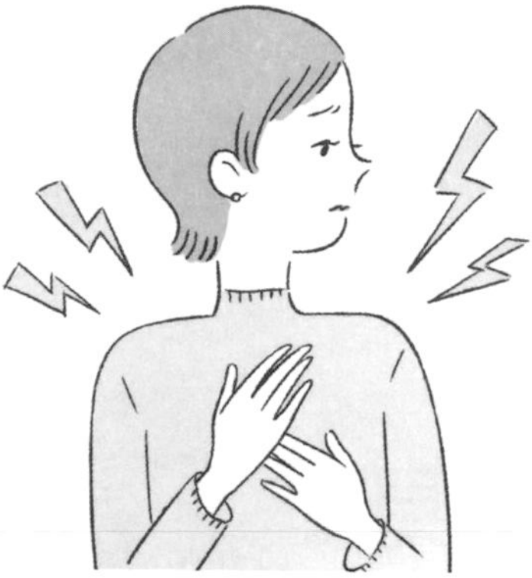

與此徵兆相關的病症

肋間神經痛〈關注級別★〉

肋骨周圍的肋間神經由於種種原因造成疼痛症狀。尖銳刺痛、陣陣刺痛，或者陣陣抽痛。

心肌梗塞〈關注級別★★★〉

輸送血液至心臟的冠狀動脈硬化變性，導致心臟肌肉因氧氣不足而壞死的疾病。常見症狀有胸口強烈疼痛、噁心等。若不及早治療，恐發生呼吸困難、意識模糊等現象。

急性肺栓塞〈關注級別★★★〉

輸送血液至肺部的肺動脈被形成於足部血管等的血栓阻塞。常見症狀有喘不過氣、呼吸時胸痛、發冷、冒汗、呼吸困難等。

帶狀疱疹〈關注級別★★〉

免疫力下降時，潛藏於體內的水痘帶狀疱疹病毒伺機活化並引起發炎的疾病。身體和臉上長出水泡狀濕疹，感到皮膚陣陣刺痛與強烈搔癢。

徵兆出現的原因

胸痛的原因五花八門，主要是自律神經失調，以及肺、心臟、血管、腸胃、食道等部位出問題或疾病造成。

引起胸痛的肺部疾病包含**氣胸**、**肺炎**、**急性肺栓塞**、**胸膜炎**等。

引起胸痛的心臟和血管疾病則包含**狹心症**、**心肌梗塞**、**主動脈剝離**等。另外還有劇烈運動等引起心臟承受強大壓力的**缺血性心臟病**，這些疾病都可能引起劇烈胸痛。

其他像是**帶狀疱疹**、**肋間神經痛**、**逆流性食道炎**等也都是強烈胸痛的誘因。

自我照護的方法

胸口被緊緊勒住的感覺或疼痛，多半來自壓力等造成的心因性**肋間神經痛**。由於難以自行判斷，建議尋求醫師的協助，並且用心打造減輕身心負擔的生活。

另外，缺乏運動或罹患**代謝症候群**的人突然進行跑步等高強度運動，容易因為心臟承受過大壓力造成**缺血性心臟病**，建議先從低強度運動開始，待身體慢慢習慣後再提高強度。

肺部、心臟、血管出問題而引起劇烈胸痛，可能是某些重大疾病造成，請千萬不要拖延，立即接受醫師的診察。

至於**帶狀疱疹**和**逆流性食道炎**，若不及時治療恐導致病症惡化，同樣建議盡快就醫接受診察。

改善身體健康！一句話處方箋

經前症候群（PMS）嚴重時，建議多攝取乳製品、雞蛋、羊栖菜、裙帶菜、芝麻、沙丁魚、鰻魚等食物。

Karada Sign

2 ／ 心悸、喘不過氣、呼吸困難

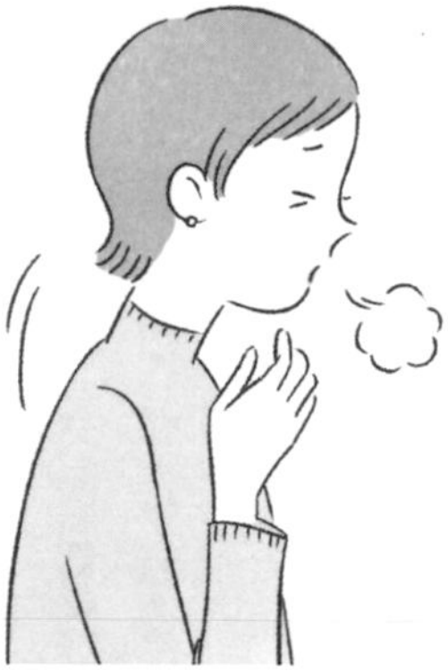

具體症狀

- 明明沒有劇烈運動，心臟卻跳得很用力
- 睡覺時心臟突然用力跳動
- 稍微走點路就喘個不停
- 呼吸困難

與此徵兆相關的病症

心律不整〈關注級別★★〉

維持心臟以規律節奏跳動的微弱電氣訊號在傳導過程中出現異常，導致心臟不規則跳動的疾病。嚴重時會因為血液無法順利輸送至全身而引發心臟衰竭或缺血性腦中風。

更年期障礙〈關注級別★〉

女性荷爾蒙——雌激素的分泌量於停經後急遽減少，引發多樣化不適症狀。常見症狀有自律神經失調、心悸、容易喘、多汗等。

急性心衰竭〈關注級別★★★〉

心臟的幫浦功能衰退，無法將所需氧氣與營養輸送至全身的疾病。常見症狀有爬坡或上階梯時會心悸、容易喘、倦怠感、浮腫、食慾不振等。

缺鐵性貧血〈關注級別★〉

長期缺乏鐵質的疾病。舌頭發炎、舌乳頭萎縮，出現白色斑點和發紅。另外也會有舌頭腫脹、疼痛、味覺障礙、眩暈、貧血、容易喘、容易疲勞等種種症狀。

徵兆出現的原因

心悸、容易喘等症狀主要因心臟、血管出問題或疾病引起。心臟方面的疾病包含**心律不整**、**心肌梗塞**、**心臟衰竭**等。這些疾病通常也會引起胸痛、眩暈、昏迷等症狀。血管方面的疾病則包含**主動脈瘤**、**主動脈剝離**等。

除此之外，荷爾蒙失調或**更年期障礙**、貧血、心因性疾病也容易誘發心悸、呼吸困難等症狀。

引起呼吸困難的原因其實非常多樣化，但主要是肺、心臟方面的問題或疾病。肺部方面的疾病包含**支氣管炎**、**氣胸**、**肺炎**等。心臟方面的疾病，除上述引起心悸和容易喘的疾病外，還包含**狹心症**。

心因性的**恐慌症**也可能引發呼吸困難。

自我照護的方法

發生心悸、容易喘等症狀時，請先站著不動，慢慢深呼吸並放輕鬆。若症狀再三發作，有可能是疾病造成，務必盡快接受醫師的診察。

感覺呼吸困難很可能是重大疾病引起，務必先諮詢醫師並接受詳細診察。

無法順利吐氣、長期駝背造成內臟受到壓迫、壓力使橫膈膜和肋骨運作不順暢，這些不良生活習慣也容易誘發呼吸困難。

並非疾病問題，而是心理或生活習慣引起呼吸困難的情況下，請嘗試打造規律的生活習慣、端正姿勢，並且培養運動習慣。

改善身體健康！一句話處方箋　嘴角上揚可以促使副交感神經位於優勢，讓心情更穩定。

Karada Sign

3／胃部一帶異樣感

具體症狀

- 覺得噁心
- 胃部脹滿感
- 反胃、燒灼感
- 消化不良胃脹

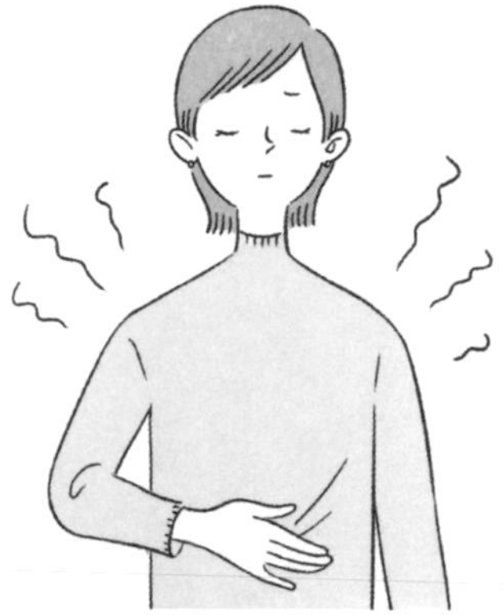

與此徵兆相關的病症

感染性腸胃炎〈關注級別★〉

腸胃因細菌或病毒感染發炎，導致腸胃功能受到影響的疾病。常見症狀有噁心、嘔吐、腹瀉、發燒等。如果是諾羅病毒的話，傳染力非常強。

功能性消化不良〈關注級別★〉

沒有特定引起發炎的原因，常見症狀有反覆且慢性的上腹痛、消化不良胃脹氣等。

胃潰瘍、十二指腸潰瘍〈關注級別★★〉

幽門螺旋桿菌或壓力等使胃黏膜分泌失調，導致胃和十二指腸黏膜發炎的疾病。常見症狀有上腹痛、側腹痛、胃脹氣、胸口燒灼感、血便等。

逆流性食道炎〈關注級別★★〉

胃酸和小腸液逆流造成食道發炎的疾病。常見症狀有胸口灼熱感、胃酸逆流的感覺、上腹痛、喉嚨異樣感等。

徵兆出現的原因

自律神經負責掌控消化器官，容易受到暴飲暴食、飲酒過量、不規律生活、壓力等生活習慣的影響。自律神經失調導致腸胃承受過大負擔，或者腸胃功能變差時，胃脹氣、反胃、胸口燒灼感、消化不良等症狀容易隨之出現。

覺得反胃噁心或胃一帶不舒服，可能是**食物中毒**、**胃炎**、**逆流性食道炎**、**胃潰瘍**、**胃癌**等疾病造成。若伴隨腹部緊繃感，有可能是便祕或**腸阻塞**。

心肌梗塞等血液循環器官問題也可能引起噁心症狀。這種情況多半會伴隨胸痛和發冷、冒汗等現象。覺得噁心又頭痛時，可能是**偏頭痛**、**腦腫瘤**、**毛毛樣腦血管病**等腦部病變引起。

自我照護的方法

暴飲暴食、飲酒、抽菸、壓力、用餐時間不規律、睡眠不足、攝取過量咖啡因、藥物副作用等是引起腸胃問題的原因，請大家加以改善並嚴加控管。

雖然有時感到不舒服，卻沒有明顯疼痛症狀，這種情況的背後或許隱藏著重大疾病，建議大家只要察覺些許異狀，就去尋求醫師的協助。若症狀頻繁出現，有可能是疾病造成，請千萬不要忍耐，盡快接受醫師的診察。

持續胸口燒灼感、胃脹氣、噁心、強烈噁心感、噁心感久久不散、疼痛，若有上述情況，恐罹患嚴重疾病，請盡速就醫接受診察。

改善身體健康！一句話處方箋　青背魚能幫助血管變年輕。

Karada Sign

4／身體倦怠

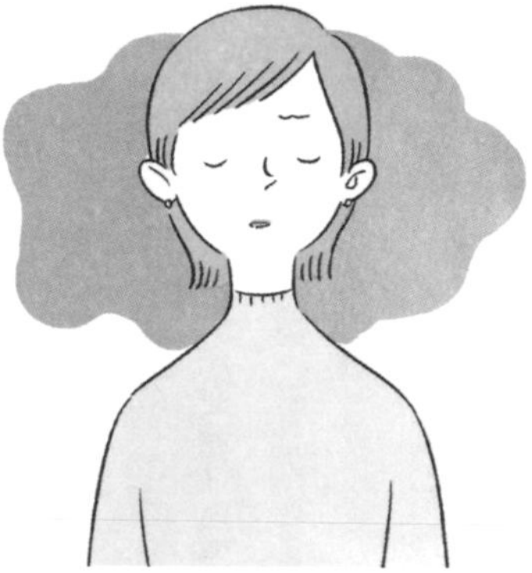

具體症狀

- 總是覺得疲勞
- 感到身體很沉重
- 懶得動

與此徵兆相關的病症

慢性疲勞症候群〈關注級別★〉

因腦內發炎，以及輸送至腦、神經細胞的血液量減少，慢慢引起強烈疲勞、倦怠感的疾病。常伴隨認知功能下降、睡眠障礙等症狀。

憂鬱症〈關注級別★★〉

身心承受過大壓力等種種因素，造成腦功能障礙的疾病。常見症狀有疲勞、睡眠障礙、憂鬱、負面思考、對任何事物都不感興趣、注意力不集中等。

缺鐵性貧血〈關注級別★〉

長期缺乏鐵質的疾病。舌頭發炎、舌乳頭萎縮，出現白色斑點和發紅。另外也會有舌頭腫脹、疼痛、味覺障礙、眩暈、貧血、容易喘、容易疲勞等症狀。

睡眠呼吸中止症〈關注級別★〉

睡眠中反覆呼吸中止的疾病。由於氧氣無法運行至全身，造成心跳加速，身體負擔變大。常見症狀有白天倦怠、白天嗜睡、注意力不集中等。

徵兆出現的原因

倦怠感和疲勞感因慢性疲勞、自律神經失調、低血壓、貧血、營養不良等引起，經常伴隨心臟或肺部疾病、荷爾蒙失調、**更年期障礙**、**糖尿病**等情況一起出現。

有時罹患**憂鬱症**或焦慮症等心理疾患也會出現倦怠症狀。

據說日本將近半數的人都有慢性疲勞問題，持續或間斷的疲勞和倦怠感達六個月以上，雖然看似人人都有的毛病，但由於目前醫學界已定義出**慢性疲勞症候群**這個診斷名稱，所以建議深受疲倦所苦的人千萬別忍耐，務必尋求醫師的協助。

自我照護的方法

尋找適合自己的放鬆方式才能有效消除倦怠與疲勞，例如泡澡、芳香療法、指壓穴道等。

勿累積壓力、改善生活習慣、培養運動習慣，這些都是消除疲勞的重要關鍵。

另一方面，**缺鐵性貧血**是導致女性慢性倦怠的常見原因之一。女性容易因為月經來潮而缺乏鐵質，建議平時多攝取富含礦物質的食物（豬肝、紅肉、蛤蜊、牡蠣、豆製品、海藻等）與保健食品。

若是長期持續疲勞和倦怠，有可能是疾病造成，建議接受醫師的診察。

改善身體健康！一句話處方箋　晚上睡覺時保持寢室一片漆黑，有助於大腦和眼睛充分休息。

Karada Sign

5 / 畏寒、發燒

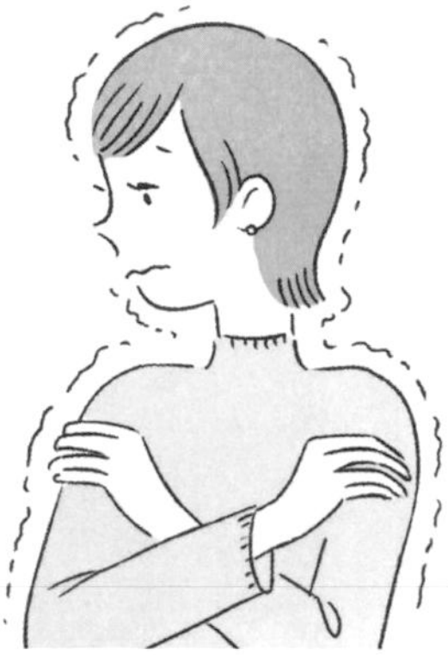

具體症狀

- 畏寒
- 持續37℃左右的低燒
- 高燒38℃以上

與此徵兆相關的病症

急性腸胃炎〈關注級別★〉

腸胃因細菌或病毒感染而發炎的疾病。常見症狀有發燒、腹瀉、腹痛、嘔吐等。

支氣管炎〈關注級別★〉

支氣管因細菌或黴漿菌感染而發炎的疾病。常見症狀有呼吸困難、咳嗽、有痰液、發燒、流鼻水、喉嚨痛等。

結締組織疾病〈關注級別★★〉

體內的免疫細胞誤將人體細胞視為敵人並加以攻擊的疾病。包含類風濕性關節炎、全身性紅斑狼瘡、修格連氏症候群等。多半因為身體內部發炎而引起發燒。

肺結核〈關注級別★★〉

結核菌感染造成肺部發炎的疾病。常見症狀有發燒、咳嗽、有痰液、倦怠感等。隨著病症進展而產生血痰、吐血、胸痛等症狀。

徵兆出現的原因

發燒的原因除了病毒和細菌感染引起的感染症，還包括自體免疫疾病、過敏、**癌症**等疾病。

感染症包含多種疾病，例如**感冒**（急性上呼吸道感染）、**急性腸胃炎**、**支氣管炎**、**流行性感冒**、**肺炎**、**肺結核**、**中耳炎**、**流行性腦脊髓膜炎**等。自體免疫疾病則包含**葛瑞夫茲氏病**、**類風濕性關節炎**等**結締組織疾病**。金屬過敏等過敏反應偶爾也會引起發燒症狀。

其他一些嚴重疾病，像是**慢性骨髓性白血病**、**慢性腎炎**、**敗血症**等也經常會伴隨發燒症狀。

壓力等心因性問題偶爾也可能導致莫名其妙發燒一個晚上。

自我照護的方法

發燒持續兩天以上，可能是感染症或某些疾病造成，請盡快就醫並接受醫師的診治。

壓力與疲勞累積導致免疫力下降，因此容易促發感染。建議從平時做起，養成良好生活習慣和運動習慣，打造能夠防禦病毒與細菌的健康身體。

積極攝取能提升免疫力的食物（香菇、雞蛋、生薑、杏仁、大蒜、膳食纖維、納豆和優格等發酵食品）。適時補充綜合維他命或礦物質等保健食品以均衡身體所需營養素。

改善身體健康！一句話處方箋　含有敏諾西代（Minoxidil）的食材或精華液能有效解決毛髮稀疏問題。

Karada Sign

6 / 汗流不止

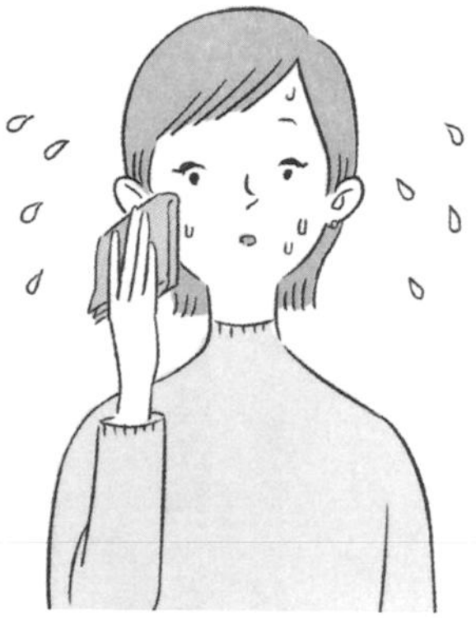

具體症狀

- 身體局部出汗
- 全身性出汗
- 汗流不止

與此徵兆相關的病症

多汗症〈關注級別★〉

壓力、緊張、焦慮等造成交感神經處於優勢，促使汗液過度分泌的疾病。常見臉部和手等特定部位大量流汗，日本人則多為手掌和足底大量流汗。

更年期障礙〈關注級別★〉

女性荷爾蒙——雌激素的分泌量於停經後急遽減少，引發身體和心理的種種不適症狀。因自律神經失調，常出現心悸、容易喘、多汗等症狀。

感染症〈關注級別★★〉

病毒或細菌感染造成發炎而引起發燒的疾病。包含感冒、流行性感冒、肺結核、急性腸胃炎等多種疾病。

甲狀腺機能亢進症（葛瑞夫茲氏病）〈關注級別★★〉

自體免疫系統疾病導致甲狀腺分泌過多甲狀腺荷爾蒙（調控身體細胞代謝的荷爾蒙）的疾病。常見症狀有血壓上升、心跳加速、心律不整、心悸、大量流汗、燥熱、月經不順、皮膚乾燥、睡眠障礙等。

徵兆出現的原因

汗液分泌是身體降溫的主要方式，可能全身出汗，也可能某特定部位出汗。

激烈運動或病毒感染等引起體內發炎時會出現發燒、全身冒汗等症狀。恐懼、緊張、興奮等身體感到強大壓力時也會分泌大量汗液。根據調查，不少日本人都有心因性**多汗症**。

引起多汗症的疾病非常多樣化，包含**低血糖症**、**惡性淋巴腫瘤**、**嗜鉻細胞瘤**等。

吃辛辣等刺激性食物、運動提升新陳代謝，這些情況都容易造成流汗。

自我照護的方法

交感神經活躍容易促使汗液分泌，盡量減少沒必要的壓力，可以避免交感神經處於高亢狀態。平時多放鬆身心以減輕不必要的壓力。

攝取過量的辛辣食物、酸味強烈的食物、咖啡因等刺激物容易使交感神經處於優勢而導致**多汗症**惡化，建議平時盡量不要攝取過多這一類的食物。

過量汗水影響日常生活時，極可能是心因性多汗症或某些意想不到的疾病造成，建議就醫諮詢。

有些人容易流汗是體質使然，但千萬不要因此放棄，只要確實接受治療，仍然有機會解決多汗問題。

改善身體健康！一句話處方箋　晚上十點以後進食容易發胖。晚餐或宵夜盡量在晚上十點以前吃完。

Karada Sign

7 / 皮膚搔癢

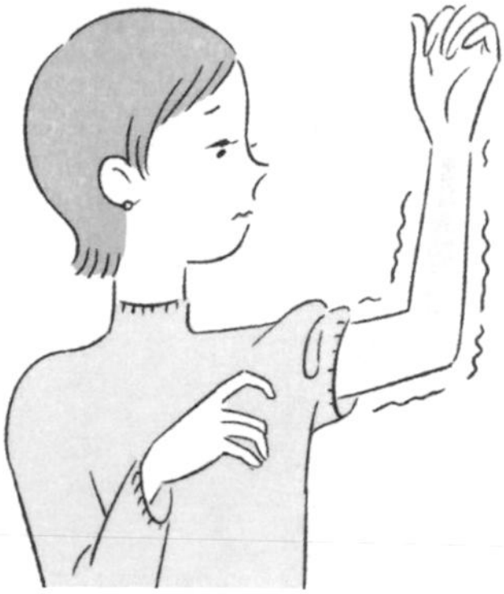

具體症狀

- 皮膚搔癢
- 皮膚緊繃

與此徵兆相關的病症

乾燥性皮膚炎〈關注級別★〉

環境極度乾燥導致保護皮膚的屏障功能失去作用的疾病。皮膚乾燥情況惡化時，出現強烈搔癢、發紅、長水疱等症狀。

接觸性皮膚炎〈關注級別★〉

不明物質的刺激引起發炎的皮膚炎。常見症狀有搔癢、起疹子、紅腫、皮膚發熱等。也包含異位性皮膚炎、刺激性皮膚炎、日光性皮膚炎。

蕁麻疹〈關注級別★〉

過敏原物質、粉塵、花粉、精神壓力引起身體產生過敏反應，皮膚長出紅色或粉紅色腫塊且搔癢不已的皮膚炎。數小時後自行消退，但多半會反覆發作。

乾癬〈關注級別★★〉

免疫系統失調或基因遺傳導致皮膚過度新陳代謝的疾病。皮膚細胞增生，變得又厚又硬，還會形成魚鱗狀且不斷剝落的皮屑。

徵兆出現的原因

搔癢多半因為肌膚乾燥、汗疹、丘疹、蚊蟲叮咬。

蕁麻疹和**接觸性皮膚炎**等也是引起皮膚搔癢的常見疾病。

黴菌或細菌感染引起皮膚發炎、搔癢。

而清潔用品、化妝品、金屬等刺激引起皮膚發炎時，除了搔癢，皮膚可能會長出突起的小丘疹。

乾癬等新陳代謝異常時通常也會伴隨搔癢症狀。

自我照護的方法

為了避免乾燥引起發炎，隨時留意室內和皮膚濕度，適時補水保濕。使用含有膠原蛋白、玻尿酸、神經醯胺的保濕用品更能提升補水滋潤效果。

另外，紫外線照射容易破壞皮膚鎖水保濕的屏障功能，平日務必做好防曬工作。

皮膚搔癢伴隨起疹子和發紅症狀，代表皮膚正處於發炎狀態。千萬不要抓搔，盡快接受醫師的診察。

盡量選擇不會刺激皮膚的毛巾和衣物材料，清洗時多加留意勿讓清潔劑殘留。

改善身體健康！一句話處方箋　熱敷頸部能消除僵硬並放鬆身心。

Karada Sign

8 / 濕疹、腫脹

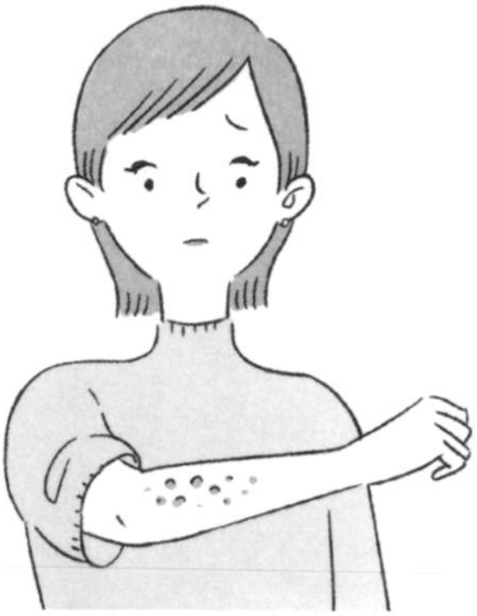

具體症狀

- 長出一顆顆突起物
- 皮膚紅腫
- 突起物愈來愈多，擴散成一片
- 長出水泡

與此徵兆相關的病症

蕁麻疹〈關注級別★〉

過敏原物質、粉塵、花粉、精神壓力引起身體產生過敏反應，皮膚長出紅色或粉紅色腫塊且搔癢不已的皮膚炎。數小時後自行消退，但多半會反覆發作。

帶狀疱疹〈關注級別★★〉

免疫力下降時，潛藏於體內的水痘帶狀疱疹病毒伺機活化並引起發炎的疾病。身體和臉上長出水泡狀濕疹，感到皮膚陣陣刺痛與強烈搔癢。

接觸性皮膚炎〈關注級別★〉

不明物質的刺激引起發炎的皮膚炎。常見症狀有搔癢、起疹子、紅腫、皮膚發熱等。也包含異位性皮膚炎、刺激性皮膚炎、日光性皮膚炎。

尋常性痤瘡（青春痘）〈關注級別★〉

毛孔阻塞發炎，長出一顆顆紅色突起物或膿疱的皮膚炎。紅疹和膿疱多長在皮脂分泌旺盛的臉部、背部或胸口。

徵兆出現的原因

紫外線、乾燥、冷、熱等物理性刺激，清潔劑和化妝品等化學性刺激，花粉、粉塵、植物、昆蟲、動物、金屬等過敏原物質的外來刺激，這些都容易引起濕疹和皮膚炎。

皮膚表皮存在具防禦功能的保護屏障，但屏障作用衰退或出現防禦不了的外在刺激，就可能引起**蕁麻疹**、汗疹、丘疹等濕疹和腫脹症狀。

另外，乾燥肌、異常出汗、**脂漏性皮膚炎**、過敏體質等本身體質問題，也容易誘發皮膚炎。

自我照護的方法

濕疹種類很多，長出細小突起物、水疱、伴隨紅腫、搔癢、疼痛等症狀。抓搔或擠壓給予強烈刺激恐造成皮膚損傷、水疱破裂而惡化，這點務必特別小心。另外，有些皮膚炎可能因為溫度下降而惡化，千萬不要自行判斷，應接受醫師的診斷與治療。

平時做好防範紫外線照射的防曬工作，預防過於乾燥且攝取營養均衡的飲食，如此才能維持皮膚的屏障功能、提升抵抗力，有效防止皮膚炎找上門。

改善身體健康！一句話處方箋　富含β-葡聚醣的乾香菇是提升免疫力的最佳食材。

Karada Sign

9 / 手麻或難以自由活動

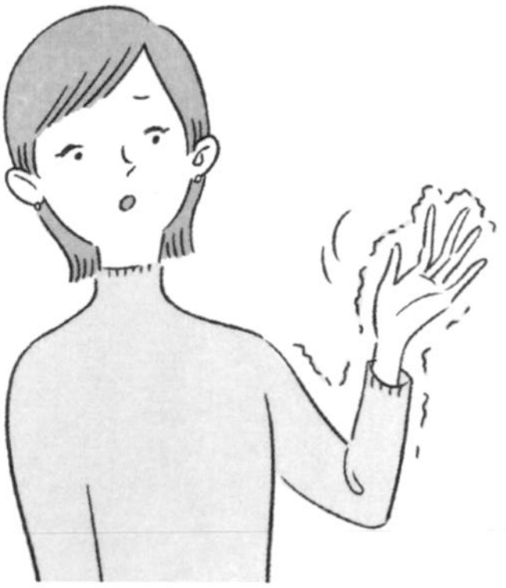

具體症狀

- 感覺刺痛、抽痛
- 感覺變遲鈍，難以感受疼痛或寒冷
- 難以自由活動，使不上力

與此徵兆相關的病症

巴金森氏症〈關注級別★★★〉

腦內神經傳導物質的多巴胺分泌減少，導致身體無法隨意活動的疾病。常見症狀有手腳震顫、肌肉僵硬、行動遲緩、說話困難等。

頸椎間盤突出〈關注級別★★〉

增齡老化或長期姿勢不良、運動等使頸部承受強大負擔，導致頸椎之間的椎間盤向外突出的疾病。通常有頸、肩、手臂疼痛和發麻症狀。

腦瘤〈關注級別★★★〉

腦部長腫瘤的疾病。腫瘤形成部位的腦功能受到影響，進而引發各種症狀。例如主管手腳感覺和運動功能的部位形成腫瘤的話，會出現手和手臂麻木症狀。

腕隧道症候群〈關注級別★〉

過度使用手部導致神經病變的疾病，屬於腱鞘炎的一種。常見症狀有中指、食指、大拇指發麻，以及疼痛、無法抓握物體等。

徵兆出現的原因

手發麻大致分為兩種，一是感覺異常的刺痛，一是無法出力的運動功能麻痺。姿勢不良或重覆同樣動作等過度使用肌肉和神經，會導致肌肉僵硬而發麻、無法自由活動。

尤其**四十肩／五十肩**等重度肩頸僵硬者，容易因為手臂和手部神經障礙引起發麻症狀。

症狀久拖不癒或一再復發，疑似腦、脊髓、手部末梢神經病變或疾病造成。腦部疾病包含**腦出血**、**缺血性腦中風**、**腦腫瘤**、**巴金森氏症**等。脊髓疾病包含**頸椎退化**、**頸椎間盤突出**、**脊髓炎**、**脊髓腫瘤**等。而末梢神經疾病則包含**頸肩腕症候群**、**腕隧道症候群**、**糖尿病**等。

自我照護的方法

重度肩頸僵硬的人容易出現手部發麻和無法自由活動的症狀。平時務必提醒自己端正姿勢，培養運動習慣。

手部和手臂發麻症狀也可能是重大疾病引起，務必接受醫師的診察，並且多加留意併發症問題。

長時間從事電腦工作或反覆操作同樣動作，容易因為過度使用雙手而罹患手部神經異常的**腕隧道症候群**。

符合上述情況者，建議每隔一段時間讓手腕放鬆並充分休息，盡量減輕手部負擔。

改善身體健康！一句話處方箋　感覺壓力累積時，唱個歌放鬆一下。

Karada Sign

10 / 手（全身）浮腫

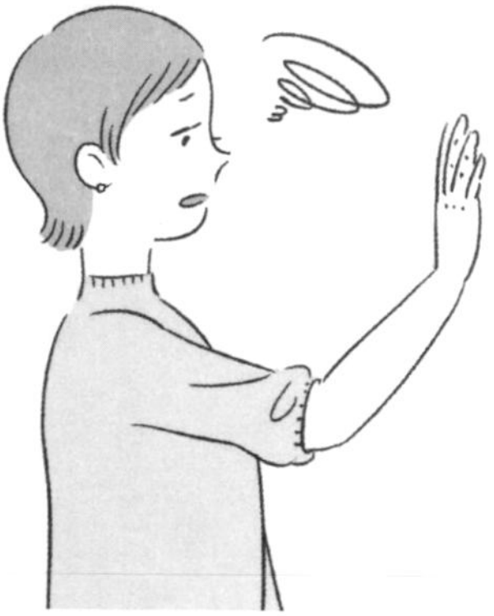

具體症狀

- 按壓皮膚時留下壓痕
- 早上起床時手浮腫
- 一到晚上，身體會浮腫
- 身體一直呈現浮腫狀態

與此徵兆相關的病症

心臟衰竭〈關注級別★★★〉

心臟幫浦功能衰竭，沒有足夠力量將所需氧氣和營養輸送至全身的疾病。常見症狀有爬坡和上樓梯時容易喘、心悸、倦怠感、浮腫、食慾不振等。

腎病症候群〈關注級別★★〉

大量蛋白質從腎臟流失至尿液中的疾病。常見症狀有尿液量減少、水腫等。

肝硬化〈關注級別★★★〉

肝臟長期受到傷害而發炎，導致肝臟細胞遭破壞的疾病。早期通常無症狀，隨病症發展惡化，開始出現水腫、腹水、消化道出血等現象。若不及早治療，恐惡化成肝癌。

甲狀腺機能低下症〈關注級別★★〉

調控身體代謝的甲狀腺荷爾蒙因故分泌不足引起的疾病。常見症狀有浮腫、皮膚乾燥、抑鬱、全身無力、記憶力衰減、體重增加、疲勞感、便祕、心臟功能衰退等。

徵兆出現的原因

身體有60％是水分，某些因素造成體內水分失衡時，水分容易積聚於細胞之間而引起身體浮腫現象。

過度攝取鹽分和水分、飲酒、壓力、長時間維持相同姿勢等生活習慣也是造成身體浮腫的原因。

淋巴液因故滯留也會引起浮腫現象。

另一方面，容易引起浮腫現象的疾病包含**心臟衰竭**、**淋巴浮腫**等心血管疾病，**腎病症候群**、**肝硬化**等腎臟或肝臟疾病，以及**甲狀腺機能低下症**等甲狀腺疾病。

自我照護的方法

肌肉量減少、新陳代謝能力變差的人容易有浮腫現象，應嚴加控管鹽分和水分攝取量。

培養運動習慣以增加肌肉量、提升代謝能力，都有助改善體質以減少浮腫現象的發生。

日常生活中盡量避免長時間維持相同姿勢，記得每隔一段時間站起來活動身體。

長期浮腫、尿液量減少、心悸、容易喘、體重增減、食慾不振、重度疲累，出現這些症狀時，有可能是疾病造成，務必接受醫師的診察。

改善身體健康！一句話處方箋　對腎臟有益的穴道集中在足踝內側，熱敷這個部位能促使腎臟恢復活力。

Karada Sign

11 / 疼痛（皮膚、內部）

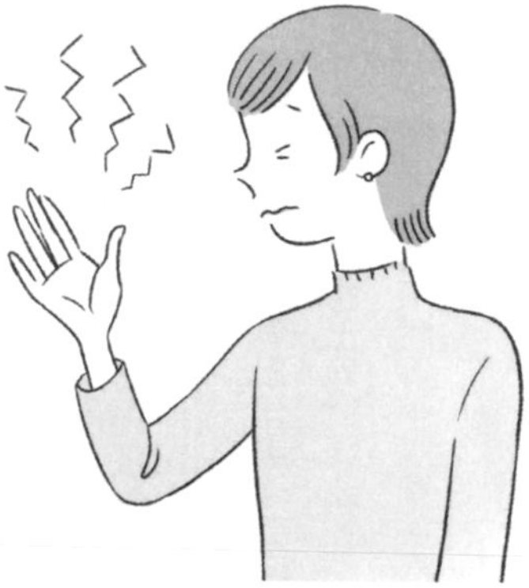

具體症狀

- 特定手指或手指關節疼痛
- 手肘以下部位疼痛
- 手腕疼痛
- 皮膚疼痛

與此徵兆相關的病症

腱鞘炎〈關注級別★〉

過度使用手腕和手指，造成連接骨骼與肌肉的腱鞘因摩擦發炎的疾病。常見症狀有手腕和手指疼痛、腫脹、灼熱感等。

腕隧道症候群〈關注級別★〉

過度使用手部導致神經病變的疾病，屬於腱鞘炎的一種。常見症狀有中指、食指、大拇指發麻，以及疼痛、無法抓握物體等。

類風濕性關節炎〈關注級別★★〉

體內的免疫細胞誤將人體細胞視為敵人並攻擊全身關節和骨骼的疾病。關節遭到破壞且情況惡化時，最終恐造成關節變形。常見症狀是左右側關節處腫脹且強烈疼痛。

退化性關節炎〈關注級別★★〉

手指關節軟骨因故磨損發炎的疾病。常見症狀有強烈疼痛、腫脹、變形等。包含希伯登氏結節、包夏氏結節、拇指CM關節炎等。

徵兆出現的原因

皮膚疼痛類型很多，**神經病變痛**、**帶狀疱疹**、**纖維肌痛症**等，由各種不同疾病引起。

手部和手腕關節等手臂內部疼痛多半因過度使用手和手指，造成關節、肌肉、神經和肌腱負擔過大所致。

除了**板機指**等的**腱鞘炎**、**腕隧道症候群**等疾病，關節病變的**退化性關節炎**和**類風濕性關節炎**也會引發疼痛。

急性動脈阻塞、**肘隧道症候群**、**多發性肌炎**、**皮肌炎**等疾病也都可能是引發皮膚疼痛的原因。

自我照護的方法

過度使用手指和手腕造成疼痛和病變，進一步惡化恐造成**退化性關節炎**等關節病變。如果因職業或運動等持續對某個特定部位施加負荷，請盡量透過頻繁休息以減輕負擔。

除了疼痛以外，伴隨腫脹或浮腫現象，或者症狀遲遲未能緩解，有可能是疾病造成，務必接受醫師的診察。

皮膚表面持續疼痛也可能因疾病引起，請勿自行判斷，建議諮詢醫師的意見。

改善身體健康！一句話處方箋　七成的皮膚老化因光老化造成，所以想要皮膚美麗，就要做好防曬。

Karada Sign

12／肩膀抬不起來

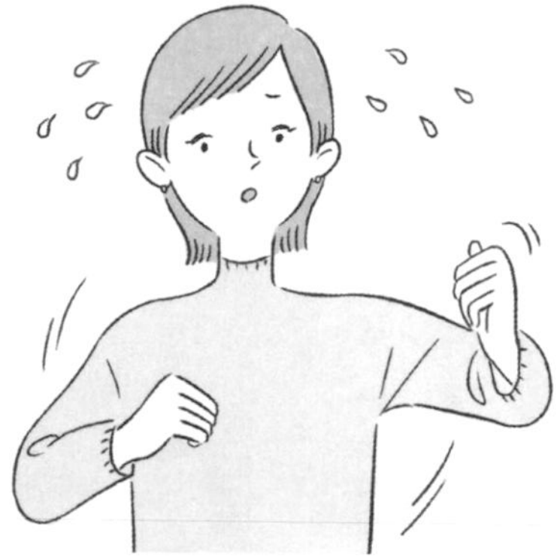

具體症狀

- 舉手時有異樣感且疼痛
- 手臂無法高舉過肩

與此徵兆相關的病症

旋轉肌袖斷裂 〈關注級別★★〉

作用於抬起手臂的旋轉肌袖（連結肱骨與肩胛骨）局部斷裂的狀態。容易出現手臂疲累、抬肩不易、笨重倦怠感、活動時有拖拉感等症狀。

四十肩／五十肩

（黏連性肩關節囊炎、肩關節攣縮） 〈關注級別★〉

連接肱骨和肩胛骨的關節囊發炎變硬的疾病。常見症狀有肩關節疼痛、手臂無法向上抬起等。

鈣化性肌腱炎 〈關注級別★〉

作用於抬起手臂的旋轉肌袖（連結肱骨與肩胛骨）鈣化發炎的疾病。關節發炎時有劇烈疼痛感且手臂動作受到干擾。

徵兆出現的原因

運動或意外等在肩膀部位施加強大外力時，肩胛骨附近的肱骨脫臼，導致手臂無法自由活動。

隨著年齡增長，肩膀肌肉、肌腱、關節囊退化也容易產生種種不適。例如**四十肩／五十肩**（黏連性肩關節囊炎、肩關節攣縮）。四十肩／五十肩是肩關節發炎的疾病，活動手臂時突然產生劇烈肩痛。特徵是發生於單側手臂，有些人是上臂至指尖疼痛。

經過一段日子後逐漸轉變為鈍痛，肩膀活動範圍跟著慢慢受到限制，尤其無法向後移動。當手臂無法自由活動，容易導致情況更加惡化。**旋轉肌袖斷裂**通常也是增齡老化引起。

自我照護的方法

四十肩／五十肩第一次引發劇痛時，首要之務是安靜休息，不要活動手臂，也不要搬運重物。疼痛強烈時，可以透過冰敷緩解。

發病四到五天後逐漸轉為鈍痛，這時要開始積極活動肩膀。勿讓肩膀受寒，改以熱敷袋或溫熱貼布、護肩等幫肩膀保暖並促進血液循環。另外，疼痛側的手握住重500g～1kg的保特瓶，腰部微彎進行左右擺動，緩慢的單擺運動都有助於改善症狀。

旋轉肌袖斷裂的情況，由於無法以肉眼直接觀察與判斷，建議接受醫師的詳細檢查與治療。

運動量減少會造成肩功能逐漸衰退，養成運動習慣可維持肩膀肌肉和肌腱的健康。

改善身體健康！一句話處方箋　輔酶Q10有助於預防心悸。

Karada Sign

13 ／ 乳房腫塊

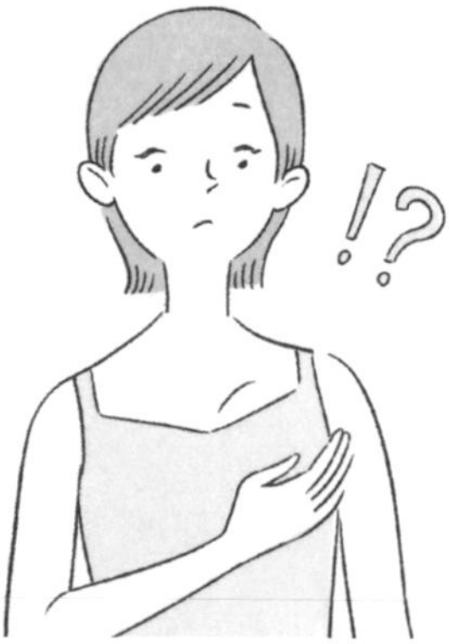

具體症狀

● 觸摸時感覺有腫塊

與此徵兆相關的病症

乳腺病〈關注級別★〉

荷爾蒙失調造成乳腺良性增生的疾病。常見症狀有乳房腫塊、緊繃、鈍痛、透明分泌液摻雜血絲等。

乳癌〈關注級別★★★〉

乳腺形成惡性腫瘤的疾病。常見症狀有不會移動的硬塊、乳房凹陷、脹痛、摻雜血絲的分泌液等。其中比較嚴重的是發炎性乳癌，通常有皮膚紅腫、疼痛、發熱等症狀。

乳房纖維腺瘤〈關注級別★★〉

乳腺形成良性腫瘤的疾病。通常沒有疼痛症狀，但有圓形、堅硬、可移動的腫塊。

徵兆出現的原因

乳房腫塊容易在女性荷爾蒙失衡的情況下發生。

尤其荷爾蒙最容易產生變化的三十到四十歲，以及停經前後的那段期間。

另外，壓力或睡眠不足等造成自律神經失調，進而影響女性荷爾蒙的平衡時，也會因此出現腫塊。

腫塊分為良性和惡性，良性的情況下，不刻意治療也不會有問題，但若是惡性，則需要進行**乳癌**治療。

自我照護的方法

我們無法自行判斷良性或惡性腫瘤，所以一旦發現腫塊，務必盡快就醫接受詳細檢查與治療。

初期的**乳房纖維腺瘤**和**乳癌**通常沒有疼痛症狀，多半難以察覺，建議一個月至少自我檢查一次，觸摸自己的乳房確認是否有腫塊、皮膚皺縮、凹陷等異常現象。

壓力、不規律生活、暴飲暴食等也與荷爾蒙失衡息息相關，建議改善這些不良生活習慣。

改善身體健康！一句話處方箋　最健康的麵條是富含蛋白質的蕎麥麵。

Karada Sign

14／變形、變色、腫脹、搔癢

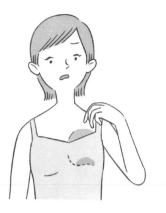

具體症狀

- 乳房皮膚變紅
- 乳房皮膚皺縮
- 乳房凹陷
- 乳房皮膚搔癢
- 乳暈或乳頭出現潰爛或濕疹現象

與此徵兆相關的病症

乳癌〈關注級別★★★〉

乳腺形成惡性腫瘤的疾病。常見症狀有不會移動的硬塊、乳房凹陷、脹痛、摻雜血絲的分泌液等。其中比較嚴重的是發炎性乳癌，有皮膚紅腫、疼痛、發熱等症狀。

乳腺炎〈關注級別★〉

乳腺因細菌感染而發炎的疾病。常見症狀有紅腫、腫塊、強烈疼痛、高燒等。化膿性乳腺炎容易造成乳頭凹陷；產後哺乳期間則容易發生急性產褥期乳腺炎。

乳暈炎、乳頭炎〈關注級別★〉

乳房皮脂腺分泌減少，保護力降低，造成乳暈和乳頭容易潰爛或長濕疹的疾病。如果是細菌感染引起，多半有化膿現象。

徵兆出現的原因

乳房皮膚發紅、長疹子可能是丘疹、汗疹、**接觸性皮膚炎**引起。

而造成乳房變色的疾病則可能有**乳腺炎**或**乳癌**等。若是乳癌，可能也有皮膚皺縮等變形情況。

其他像是**乳暈炎**等乳頭周圍的問題、**乳頭炎**、**乳腺病**等通常也可能出現搔癢、腫脹症狀。

產後哺乳引起的問題也經常造成乳頭、乳暈、乳房搔癢或腫脹。

自我照護的方法

內衣摩擦或流汗容易造成乳房長汗疹或丘疹，建議挑選質地對皮膚比較溫和的內衣，而且要隨時保持清潔並注意保濕。

發生乳房、乳暈、乳頭搔癢或腫脹現象時，極可能是皮膚或乳腺問題引起，應盡量減少刺激並接受醫師的診察。

另一方面，乳房局部發紅且伴隨腫塊時，也應盡快就醫接受檢查與治療。

改善身體健康！一句話處方箋　感到焦躁不安時，請適度補充鐵質。建議補充血基質鐵。

Karada Sign

15 ／ 疼痛、異樣感

具體症狀

- 感覺鈍痛
- 陣陣刺痛感
- 感覺乳房很脹且疼痛
- 乳頭、乳暈疼痛

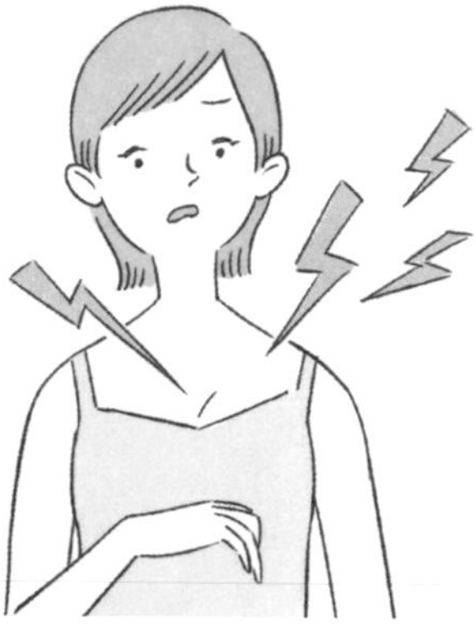

與此徵兆相關的病症

乳腺病〈關注級別★〉
荷爾蒙失調造成乳腺良性增生的疾病。常見症狀有乳房腫塊、緊繃、鈍痛、透明分泌液摻雜血絲等。

乳腺炎〈關注級別★〉
乳腺因細菌感染發炎的疾病。常見症狀有紅腫、腫塊、強烈疼痛、高燒等。化膿性乳腺炎容易造成乳頭凹陷；產後哺乳期間則容易發生急性產褥期乳腺炎。

經前症候群（PMS）〈關注級別★〉
生理週期的荷爾蒙改變導致生理期前出現種種身心症狀。例如乳房或下腹部疼痛、乳房脹痛、便祕、浮腫、肩膀僵硬、焦躁、憂鬱、容易疲勞等症狀。

徵兆出現的原因

乳房疼痛的原因大致有二種，一是乳腺、乳腺管、皮下組織等乳房本身發炎造成疼痛，一是女性荷爾蒙失調引起乳房緊繃和脹痛。

除此之外，乳房以外的肌肉和骨骼出問題時也容易伴隨疼痛症狀。

引發乳房疼痛的常見原因是**經前症候群**（PMS）。生理期開始的三到十天前，出現乳房脹痛等身體症狀，以及焦躁、抑鬱、情緒不穩等精神症狀。這些症狀隨生理期開始而逐漸消失。

排卵前、懷孕中、哺乳中等荷爾蒙改變也會引起胸部脹痛等症狀。

自我照護的方法

乳房脹痛是女性荷爾蒙改變引起的生理症狀，多半不會有太大問題。

但經期和排卵結束後，若脹痛症狀未緩解，或者出現不同於往常的疼痛感、緊繃感和其他症狀，有可能是疾病造成，務必諮詢醫師的意見。

經前症候群容易出現各種不適症狀，有些女性甚至因為症狀過於嚴重而影響日常生活。透過治療可以緩和症狀，所以千萬不要過度忍耐，建議諮詢醫師並接受治療。

改善身體健康！一句話處方箋　以溫水洗臉。用熱水洗臉恐造成皮膚乾燥。

Karada Sign

16 / 腰痛、異樣感、發麻

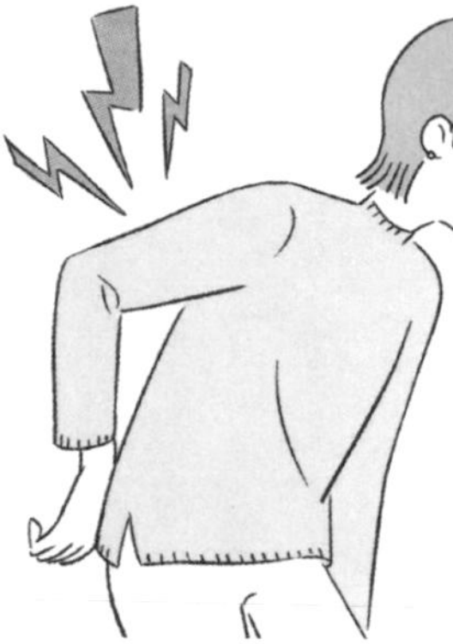

具體症狀

- 慢性腰痛
- 突發性腰痛
- 感覺腰部周圍的肌肉有異樣感
- 腰部腫脹
- 腰部至足部發麻
- 麻到有尖銳刺痛感

與此徵兆相關的病症

腰椎間盤突出 〈關注級別★★〉

脊椎骨之間具緩衝功能的椎間盤受到壓迫而變形、斷裂的疾病。變形的腰椎間盤壓迫神經，引起腰部和臀部疼痛、發麻、腫脹、雙腳使不上力等症狀。

骨質疏鬆症 〈關注級別★★〉

全身骨密度下降，骨骼變脆弱且容易骨折的疾病。可能因打噴嚏、用手撐地等輕微衝擊造成骨折，也容易誘發腰痛症狀。好發於停經後的女性。

尿路結石 〈關注級別★〉

尿液通過的尿路產生結石的疾病，而結石是由身體不需要的廢物所形成的結晶體。常見症狀有腰痛、劇烈腹痛、血尿、頻尿等。好發於停經後的女性。

主動脈剝離 〈關注級別★★★〉

高血壓或動脈硬化等因素造成體內最粗的血管主動脈劣化並縱向裂開的疾病。會有突然強烈胸痛、突然腰痛等激烈症狀。

徵兆出現的原因

腰痛的百分之八十五是不明原因造成的非特異性腰痛。長時間久坐於辦公桌前或姿勢不良造成肌肉疲勞蓄積，以及壓力等都容易造成心因性腰痛。隨著增齡老化，腰痛情況也是層出不窮。另外，女性也容易因為生理期或懷孕出現腰痛症狀。

其他像是脊椎退化或腫瘤造成腰部周圍神經受到壓迫的脊椎骨骼疾病，或者消化器官和生殖器官等臟器疾病也會引起腰痛症狀。

腰部發麻可能是腰部周圍神經病變、骨骼／肌肉／肌腱／血液病變、子宮和腎臟等腰部周圍臟器病變等因素引起。最常見的是坐骨神經受到刺激和壓迫而引起麻木的**坐骨神經痛**。

自我照護的方法

任何人都可能因為身體疲勞而出現腰痛症狀，但長期腰痛、重度疼痛，或者伴隨其他症狀時，有可能是疾病造成，務必接受醫師的診察。

而腰部發麻可能是多種疾病造成，若不及時治療恐有惡化之虞，請千萬不要過度忍耐，務必諮詢醫師的意見。

平時養成良好生活習慣有助於預防腰痛，例如勿讓身體蓄積疲勞、不增加腰部肌肉和骨骼的負擔、不要累積壓力等。

腰部肌肉隨增齡老化而衰退，進一步增加骨骼和神經的負擔，所以培養運動習慣也能有效預防肌肉退化。

改善身體健康！一句話處方箋　感到焦躁不安時，來點海苔和牛奶。

Karada Sign

17／腰部腫脹、腫塊

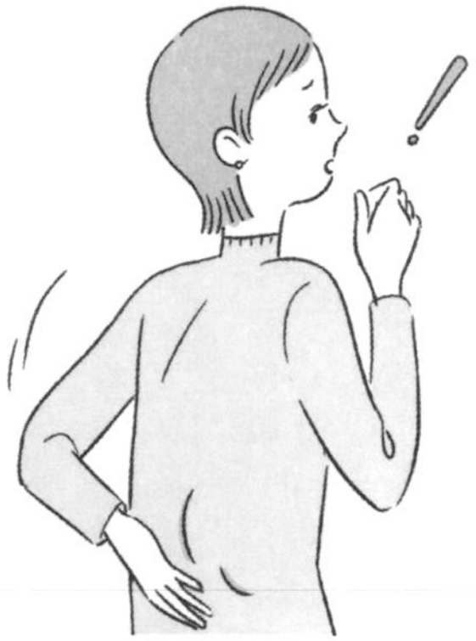

具體症狀

- 單側腰部腫脹
- 整個腰部腫脹
- 腰部形成腫塊

與此徵兆相關的病症

腰肌筋膜炎〈關注級別★〉

運動等使腰部肌肉和筋膜因急性、慢性承載負荷而引起疼痛的疾病。閃到腰也是其中一種。常見症狀有腰部腫脹和疼痛。

腰椎間盤突出〈關注級別★★〉

脊椎骨之間具緩衝功能的椎間盤受到壓迫而變形、斷裂的疾病。變形的腰椎間盤壓迫神經，引起腰部和臀部疼痛、發麻、腫脹、雙腳使不上力等症狀。

肉瘤（惡性肉瘤）〈關注級別★★★〉

形成於骨骼、肌肉、脂肪的惡性腫瘤。尤其形成於肌肉或血管、脂肪等軟組織的軟組織肉瘤通常是無痛性腫塊。肉瘤也可能是良性。

慢性腎炎〈關注級別★★〉

多種病因引起腎臟慢性發炎的疾病。多半無自覺症狀。隨病症進展逐漸出現蛋白尿、血尿、水腫、倦怠感、腰痛、腰麻、腫脹等症狀。

徵兆出現的原因

腰部腫脹和硬塊的形成，多半是因為突如其來的動作或搬運重物造成腰部承載過大負荷，或者腰部肌肉長期累積疲勞而引起。

其他諸如肝臟或腎臟疾病引起發炎、腰部周圍肌肉的疾病、壓力也都可能造成腰部腫脹或形成硬塊。

尤其腰部骨骼和肌肉承受強大負荷的**腰肌筋膜炎**，以及**腰椎間盤突出**最可能造成腰部腫脹和形成硬塊。

形成於腰部肌肉或脂肪的**惡性腫瘤**也是誘因之一。

自我照護的方法

脊柱由脊椎骨堆疊成柱狀，負責支撐身體。所有脊椎骨之間都有具緩衝功能的椎間盤，當椎間盤因增齡老化或承受強大負荷逐漸變形或斷裂，並進一步壓迫神經，便容易誘發疼痛、發麻、腫脹等症狀。

腰部脊椎是最容易承受強大負荷的部位，因此周圍有許多肌肉輔助支撐。當腰部周圍的肌肉逐漸衰退，導致腰椎和神經失去保護而必須承受負荷，隨之而來的**腰椎間盤突出**等疾病便可能引起腫脹或形成硬塊。

建議平時透過運動維持肌肉量，盡量避免腰部承受強大負荷。腰部腫脹和硬塊也可能因重大疾病引起，發現異狀時務必接受醫師的診察。

改善身體健康！一句話處方箋　洗頭時，除了清潔頭髮，別忘記細心護理頭皮。

解決駝背、圓肩問題

以美麗的姿勢打造健康身體

駝背和圓肩不僅影響儀態，也容易造成身心不適。尤其頸椎過直（長時間以頭部向前突出的姿勢盯看手機或電腦，久而久之造成頸椎原本的生理弧度漸漸消失，變得筆直僵硬）更是現代人的通病。

這種不合理姿勢使支撐沉重頭部的肩頸肌肉變僵硬。僵硬的肌肉壓迫連結頭部與身體的頸動脈、淋巴管和神經，導致氧氣和養分無法充分送達腦細胞，老舊廢物不斷蓄積，進而引起頭痛、眼睛疲勞、注意力下降、缺血性腦中風、憂鬱等。甚至可能因為身體新陳代謝能力下降而加速老化。

另一方面，頸椎過直或駝背也會妨礙通過頸椎的自律神經，造成便祕、疲勞、抑鬱、失眠等多種不適症狀，以及呼吸變淺而無法順利吸入氧氣、容易喘、疲勞、焦慮等現象。

為避免這些不適症狀的發生，最重要的是必須隨時注意端正姿勢。

因為工作關係必須長時間久坐辦公桌前，且一直維持前彎姿勢的話，請盡量抽空做一些簡單的伸展操或坐姿運動，以促進肌肉的血液循環。

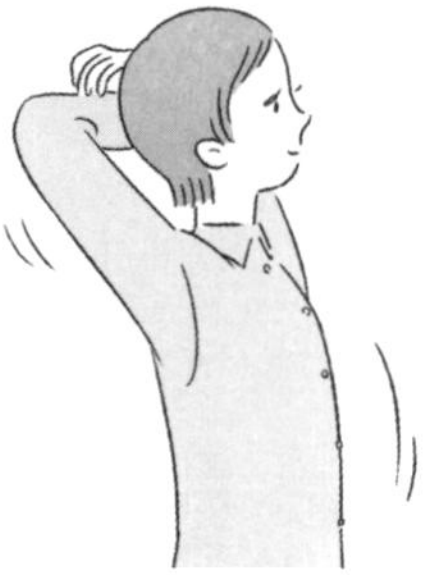

第4章

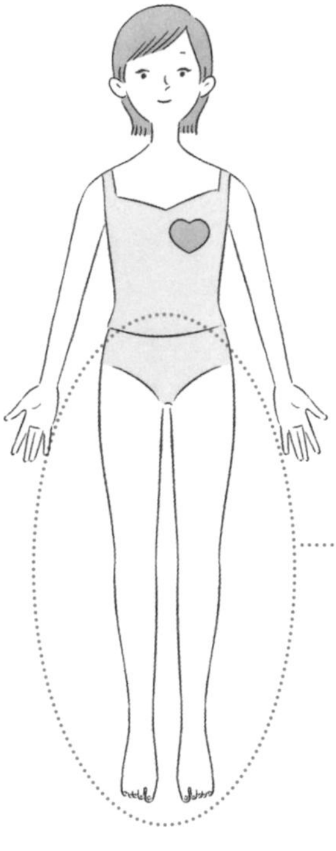

下半身

Lower body

- 腹部、下腹部
- 足部、膝蓋、足底

下半身是支撐全身且對女性來說非常重要的部位，
若因忙碌而忽略下半身的不適症狀，
嚴重時恐對日常生活造成影響。
平時應提高警覺，不要放過任何細微警訊。

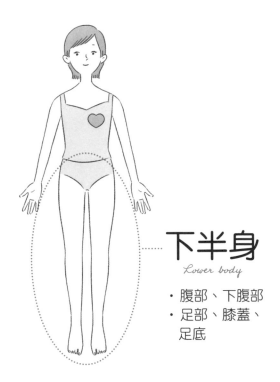

Karada Sign

1 / 腹部疼痛

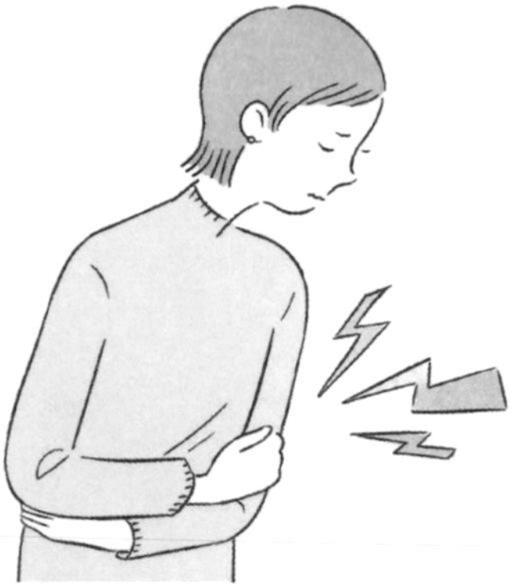

具體症狀

- 腸胃疼痛（刺痛、抽痛、劇痛）
- 下腹部疼痛
- 腹部搔癢不適
- 下腹部悶脹

與此徵兆相關的病症

腸躁症〈關注級別★〉
沒有發炎或長腫瘤，但消化道功能異常的疾病。常見症狀為慢性且持續的下腹部不適、搔癢感、便祕、腹瀉、腹痛等。

腸阻塞〈關注級別★★〉
各種因素導致腸道阻塞的疾病。常見症狀有腹痛、腹脹、噁心、嘔吐等。惡化恐造成腸穿孔，甚至有生命危險。

大腸癌〈關注級別★★★〉
大腸長惡性腫瘤的疾病。初期常無明顯症狀。隨病症進展開始出現腹痛、腹脹、血便、腹瀉、便祕等症狀。

子宮內膜異位症〈關注級別★★〉
子宮內膜異位症是指本來長在子宮腔內的子宮內膜組織跑到子宮腔外（腹膜或子宮肌層內、卵巢）等部位生長。因無法順利排出內膜組織而引起發炎或沾黏，導致生理期時劇烈經痛。

徵兆出現的原因

造成腹痛的原因五花八門，胃腸、肝臟、膽囊、胰臟、腎臟等腹腔臟器的問題與疾病，或者子宮、卵巢等生殖器官的疾病。暫時性不適、發炎、潰瘍、惡性腫瘤等發生在胃和十二指腸附近時，容易引發上腹部疼痛；在大腸附近時，則容易影響下腹部。

引起腹痛的消化器官疾病包含**胃炎**、**胃潰瘍**、**十二指腸潰瘍**、**腸躁症**、**大腸癌**、**腸阻塞**、**急性腸胃炎**等。除此之外，**膀胱炎**、**胰臟炎**、**膽囊炎**、**急性腹膜炎**等疾病也會引起腹痛症狀。

女性特有的腹痛中，除了生理痛，**子宮內膜異位症**、**子宮肌瘤**、**子宮頸癌**、**子宮體癌**、**子宮外孕**、**卵巢囊腫**、**卵巢癌**等生殖器官疾病也多半有疼痛症狀，務必多加留意。

自我照護的方法

自律神經掌控腸胃等消化器官，由於容易受到壓力、疲勞、生活習慣的影響，日常生活中應盡量減輕身心負擔。

另外，建議改掉飲酒、抽菸、暴飲暴食、不規律飲食、睡眠不足等不良生活習慣。

若察覺生殖器官有異狀，包含經痛在內，千萬不要忍耐，盡快尋求醫師協助。**子宮頸癌**等某些重大疾病由於初期沒有明顯症狀，更應該留意微小細節。

即使沒有異常症狀，也應該定期接受檢查。

改善身體健康！一句話處方箋　改善腸胃不適有助於全身健康。

Karada Sign

2／便祕、腹瀉

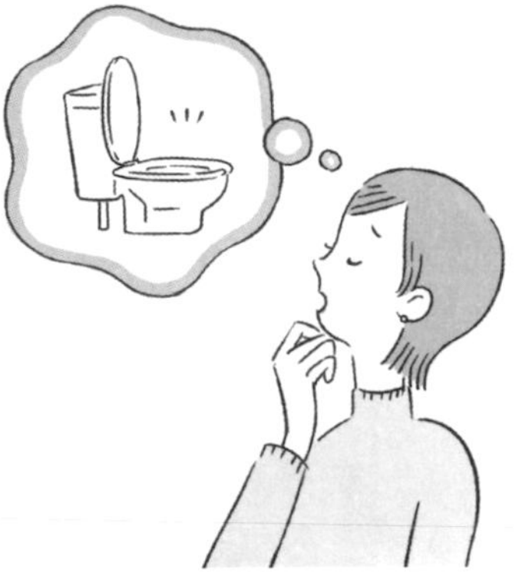

具體症狀

- 排便量少
- 大便偏軟
- 大便像水一樣稀

與此徵兆相關的病症

腸躁症〈關注級別★〉
沒有發炎或長腫瘤，但消化道功能異常的疾病。常見症狀為慢性且持續的下腹部不舒服、搔癢感、便祕、腹瀉、腹痛等。

大腸息肉〈關注級別★★〉
大腸長腫瘤息肉的疾病。常見症狀有腹瀉、便祕、血便等。若不及時治療，恐癌變成大腸癌（惡性腫瘤）。

潰瘍性結腸炎〈關注級別★★〉
大腸黏膜發炎的疾病。常見症狀有結腸黏膜潰爛、腹痛、腹瀉、血便等。

骨盆腔器官脫垂〈關注級別★★〉
女性骨盆腔的直腸、膀胱、子宮從陰道位移脫落出來的疾病。常見症狀有便祕、頻尿、漏尿等。

徵兆出現的原因

腸道受自律神經掌控，當壓力或不良生活習慣造成自律神經失調，腸道蠕動會因為變慢或過快而引起便祕或腹瀉等症狀。

便祕也可能是缺乏運動、水分不足、缺乏食物纖維、腹肌肌力衰弱、過度減肥等因素造成。

至於腹瀉，誘發原因則包含腸胃著涼、暴飲暴食、飲酒、食物中毒（細菌、病毒感染）、食物過敏等。

除此之外，生理期前或懷孕初期也常有便祕或腹瀉情形。

自我照護的方法

缺乏食物纖維、水分、脂肪等容易引起便祕，務必攝取營養均衡的飲食。另外也要多加留意壓力、不規律生活習慣等會造成自律神經失調，進而使腸道功能變差。

調整飲食生活和生活習慣後依舊無法改善便祕的話，可能是體內潛藏某些疾病，務必接受醫師的診察。

有腹瀉傾向的人，不要攝取過多水分，盡量幫腹部保暖。劇烈腹瀉可能是感染引起，請盡速接受醫師的診察。慢性腹瀉或反覆時而便祕時而腹瀉，有可能是疾病造成，建議就醫接受檢查與治療。

改善身體健康！一句話處方箋　手機發出的藍光會使睡眠品質下降，建議晚上八點後關機。

Karada Sign

3／血便、血尿

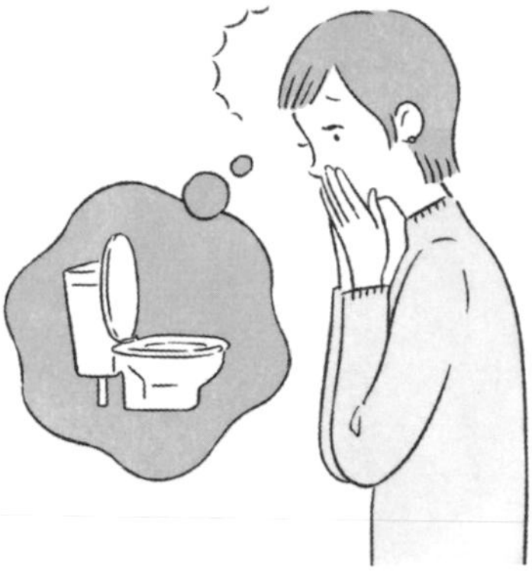

具體症狀

- 大便中摻雜鮮血
- 大便呈黑色
- 尿液中摻雜紅色或褐色血絲

與此徵兆相關的病症

胃潰瘍、十二指腸潰瘍〈關注級別★★〉

幽門螺旋桿菌感染或壓力等造成胃酸和胃黏膜分泌失調，導致胃和十二指腸黏膜受損的疾病。常見症狀有上腹痛、側腹痛、胃脹氣、胸口灼燒、血便等。

痔瘡〈關注級別★〉

發生於肛門附近的疾病總稱。包含痔核、肛裂、肛門廔管。常見症狀有肛門疼痛、血便、排便後有血絲等。

尿路結石〈關注級別★★〉

尿液通過的尿路產生結石的疾病，而結石是由身體不需要的廢物所形成的結晶體。常見症狀有腰痛、劇烈腹痛、血尿、頻尿等。好發於停經後的女性。

膀胱炎〈關注級別★〉

腸內細菌侵入膀胱引起發炎的疾病。常見症狀有頻尿、急尿、血尿、排尿後疼痛、殘尿感等。好發於女性。

徵兆出現的原因

血便主要因消化器官、直腸、肛門出血造成。

正常大便顏色是黃褐色，但腸胃出血的情況下，大便呈黑色。若大便呈紅色且偏硬，可能是**痔瘡**；偏水狀可能是**食物中毒**、**痢疾**、**潰瘍性結腸炎**引起。另外，若出現紅色軟便，可能是**大腸癌**。

造成血便的疾病還包括**胃潰瘍**、**十二指腸潰瘍**、**大腸息肉**等。食物中毒也可能引起血便。

血尿的原因多半是腎臟或膀胱發炎、**惡性腫瘤**、**尿路結石**等疾病。

自我照護的方法

多數血便和血尿的原因來自腸胃、腎臟或膀胱問題。但也可能是嚴重疾病造成，一旦出現上述情況，請先接受醫師的詳細診察。

尤其**膀胱炎**好發於女性，免疫力下降時更容易發病。盡量不累積疲勞，感覺累了就找時間好好休息。

痔瘡是大家耳熟能詳的疾病，可能將近半數的日本人都有這個困擾。長時間坐在辦公桌前工作或便祕都容易引起痔瘡，務必多加留意。另外，懷孕期間也很容易出現痔瘡問題。

 在最不容易造成肥胖的下午兩點吃零食。深入了解肥胖基因「BMAL 1」。

Karada Sign

4／頻尿、漏尿

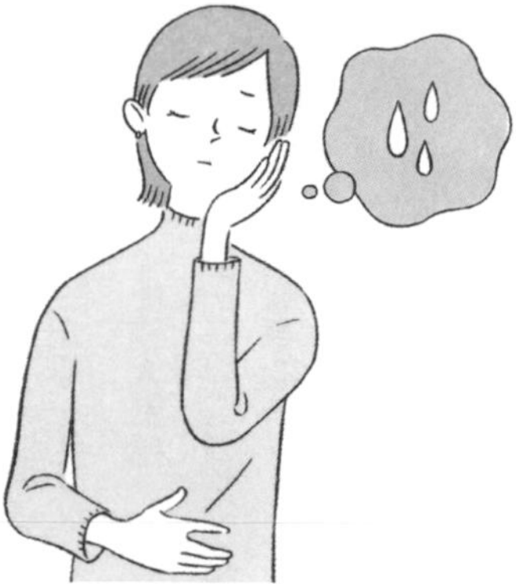

具體症狀

- 一天排尿八次以上
- 有殘尿感
- 排尿困難
- 有漏尿情形

與此徵兆相關的病症

膀胱過動症〈關注級別★〉

骨盆底肌無力、連結大腦和膀胱的神經異常，造成膀胱過度反應的疾病。常見症狀有頻尿、強烈尿意、漏尿等。

膀胱炎〈關注級別★〉

腸內細菌侵入膀胱引起發炎的疾病。常見症狀有頻尿、血尿、排尿後疼痛、殘尿感等。好發於女性。

膀胱癌〈關注級別★★★〉

膀胱的尿路上皮部位形成惡性腫瘤的疾病。常見症狀有頻尿、排尿時疼痛、血尿等。

水腎、輸尿管積水〈關注級別★★〉

不明原因造成輸尿管阻塞、輸尿管周圍異常變大的疾病。常見症狀有排尿困難、腹痛、腰痛、噁心、高燒等。

徵兆出現的原因

頻尿指的是二十四小時內排尿八次以上。除了喝太多水或酒精，攝取含有咖啡因等利尿作用的飲品也容易引起頻尿。另一方面，壓力或不安等造成支配膀胱的自律神經失調，也可能誘發頻尿症狀。

引起頻尿的病症可能是膀胱或腎臟疾病。某些疾病導致膀胱周圍的臟器肥大，壓迫膀胱，造成無法蓄尿而頻繁跑廁所。懷孕期間子宮變大，也容易出現頻尿症狀。

當支撐膀胱和子宮的骨盆底肌因增齡老化、排便用力、頻繁咳嗽或打噴嚏等負擔而逐漸衰退，就容易出現頻尿和漏尿等症狀。

自我照護的方法

正常排尿次數，二十四小時內大約是四到七次。八次以上算是頻尿狀態，建議控制一下水分、酒精、咖啡因的攝取量。

鍛鍊骨盆底肌非常重要，試著緩慢收縮夾緊肛門、陰道和尿道附近的肌肉，養成骨盆底肌肉的收縮與放鬆運動的習慣。

頻尿且伴隨無法忍耐的強烈尿意或出現明顯異樣感等其他症狀，有可能是疾病造成，務必接受醫師的診察。

改善身體健康！一句話處方箋

落髮嚴重時，多攝取能加速細胞分裂的鋅。

Karada Sign

5 / 月經不順、無月經、不正常出血

具體症狀

- 月經週期紊亂
- 月經不來
- 非經期出血
- 少量出血
- 性交時出血

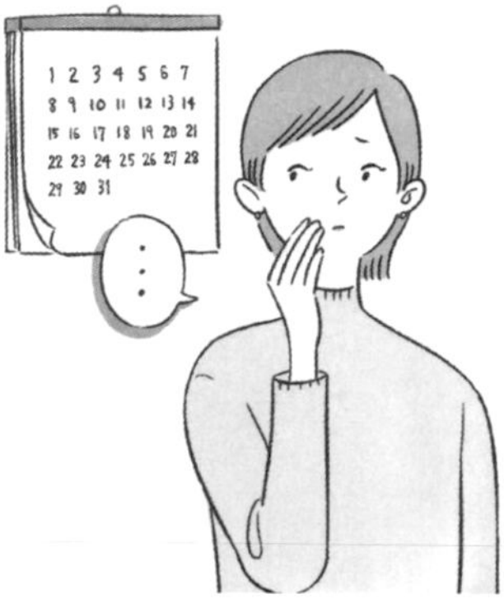

與此徵兆相關的病症

子宮內膜異位症〈關注級別★★〉

子宮內膜異位症是指本來長在子宮腔內的子宮內膜組織跑到子宮腔外（腹膜或子宮肌層內、卵巢）等部位生長。因無法順利排出內膜組織而引起發炎或沾黏，導致生理期時劇烈經痛。

子宮肌瘤〈關注級別★★〉

形成於子宮壁上的良性腫瘤。常見症狀有貧血、生理痛、不正常出血、生理期不順、月經血量增加等。三十歲以上的婦女約百分之二十到三十患有子宮肌瘤，是極為常見的婦科毛病。

甲狀腺機能亢進症（葛瑞夫茲氏病）〈關注級別★★〉

自體免疫系統疾病導致甲狀腺分泌過多甲狀腺荷爾蒙（調控身體細胞代謝的荷爾蒙）的疾病。常見症狀有血壓上升、心跳加速、心律不整、心悸、大量流汗、燥熱、生理期不順、皮膚乾燥、睡眠障礙等。

腦下垂體腺瘤〈關注級別★★〉

位於顱骨內的腦下垂體（分泌多種荷爾蒙）形成良性腫瘤的疾病。常見症狀有視野缺損、生理期不順等。

徵兆出現的原因

生理期不順或無月經可能是子宮等生殖器官疾病、荷爾蒙分泌出問題、壓力等精神負荷引起。

不正常出血通常也是子宮、卵巢等生殖器官疾病或荷爾蒙失調（即便沒有不舒服症狀）造成。有時排卵也會引起出血，但這種情況因人而異。荷爾蒙紊亂造成不正常出血，一般多發生於青春期或更年期。

可能引起不正常出血的生殖器官疾病包含**子宮內膜異位症**、**子宮肌瘤**、**子宮頸息肉**等。此外，還有卵巢功能不健全造成生理期前少量出血的**黃體功能不足**，以及持續少量出血的**無排卵性月經**。

自我照護的方法

一般生理週期為二十五到三十八天，在下次月經來之前的空白期超過三十九天以上為月經次數過少，少於二十四天則為月經次數過多。另外，月經出血超過八天以上為經期過長，兩天以內為經期過短。這些週期異常情形可能是荷爾蒙分泌失調或卵巢功能出問題造成，建議就醫接受醫師的診察。

經血量過多、摻雜血塊、經痛症狀強烈恐為**子宮肌瘤**、**子宮內膜炎**、**子宮癌**等造成，務必就醫進行檢查。

若有生理期不順的情況，盡量避免容易造成自律神經紊亂的不合理減肥，並且用心打造規律的生活和飲食習慣、放鬆身心以減少壓力累積。

 過量油炸物恐誘發憂鬱和肥胖，應盡量嚴加控管。

Karada Sign

6 / 腳麻、疼痛

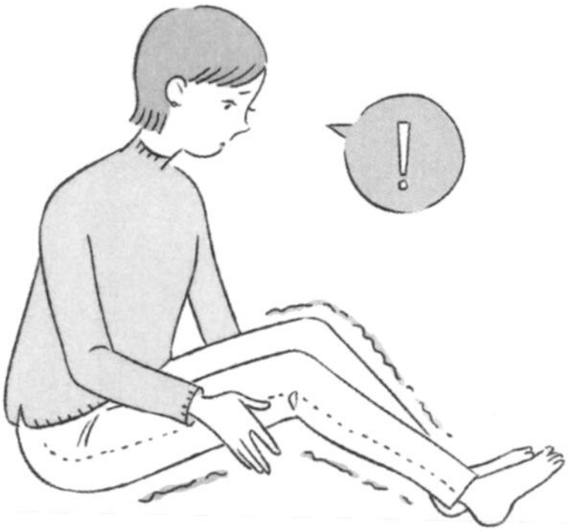

具體症狀

- 整隻腳發麻
- 腳局部發麻
- 整隻腳疼痛
- 腳局部疼痛

與此徵兆相關的病症

坐骨神經痛〈關注級別★〉

自腰部延伸至足部的重要坐骨神經受到壓迫、刺激的疾病。常見症狀有腰和腳疼痛、麻木。常因腰椎間盤突出或腰椎椎管狹窄症引起。

椎管狹窄症〈關注級別★★〉

椎管（脊椎神經的通道）變狹窄，神經受到壓迫的疾病。常見症狀有下半身發麻、疼痛、麻痺、走路困難等。好發於高齡者。

動脈硬化阻塞症〈關注級別★★〉

下肢粗動脈硬化造成血流不順暢的疾病。因氧氣和養分無法送達足部神經而有麻木或疼痛等症狀。

糖尿病〈關注級別★★〉

血糖值控制不佳引起的疾病。持續高血糖造成血管劣化、足部末梢細小血管受損。神經運作不活躍便容易引起手腳發麻症狀。

徵兆出現的原因

造成足部疼痛或發麻的原因其實非常多樣化。

其中最常見的原因是自腰部延伸至足部的坐骨神經受到壓迫或刺激。**腰椎間盤突出**或**椎管狹窄症**等疾病可能造成坐骨神經受損，除了誘發腰痛，也經常伴隨腳麻症狀。

其他諸如**糖尿病**、**動脈硬化阻塞症**、**急性動脈阻塞**等疾病造成足部血管異常時，也容易造成腳麻和疼痛。

另一方面，流行性感冒等病毒感染或**流行性肌痛症**同樣可能引發腳痛症狀。

自我照護的方法

腳麻和腳痛多半因坐骨神經（自腰部延伸至足部）受損引起，應盡量避免增加腰部負擔。出現疼痛症狀時，最好接受醫師的診察，並且安靜休養。

除此之外，動脈等較粗的血管或血管末梢受損時，也可能出現腳麻和腳痛現象，建議有**糖尿病**等慢性病的人接受醫師的衛教指導。

至於在減輕腰部負擔方面，可培養運動習慣以增加全身肌肉，並加強輔助腰部周圍的支撐。

Karada Sign

7

膝蓋痛、膝關節積水

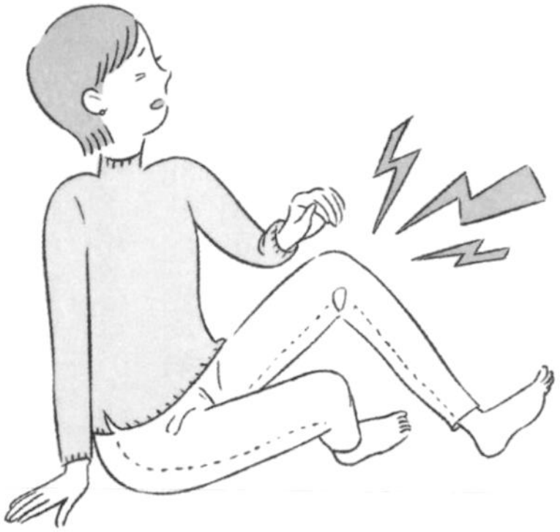

具體症狀

- 走路時膝蓋痛
- 沒做什麼特別的事也膝蓋痛
- 膝關節積水

與此徵兆相關的病症

退化性膝關節炎 〈關注級別★★〉

關節軟骨主要負責吸收走路等施加於膝關節的衝擊，退化性膝關節炎是指軟骨老化磨損，引起關節發炎、變形的疾病。常見症狀有膝蓋疼痛、腫脹、關節積水等。

半月板破裂 〈關注級別★★〉

膝關節的新月形半月板軟骨受損破裂的疾病。常見症狀有膝蓋疼痛、腫脹、關節活動範圍變小等。

類風濕性關節炎 〈關注級別★★〉

體內的免疫細胞誤將人體細胞視為敵人，並攻擊全身關節和骨骼的疾病。關節遭到破壞且情況惡化時，最終恐造成關節變形。常見症狀是左右側關節處腫脹且強烈疼痛。

徵兆出現的原因

即便是走路等日常基本動作也必須承載沉重負荷的膝關節，通常需要仰賴周圍肌肉的支撐與輔助。其中支撐膝關節的股四頭肌和膕旁肌群若因增齡老化或缺乏運動而衰退，所有負荷將直接施加於膝關節上，因此容易誘發疼痛。病症一旦惡化，恐演變成骨骼和軟骨變形的**退化性膝關節炎**。

半月板等膝蓋軟骨隨增齡退化或運動造成變形、受損時，通常會連帶引起膝關節疼痛。

體重增加造成膝關節承受更大負荷時，會進一步引起疼痛或積水。運動量少，膝蓋使用次數跟著減少，這也可能導致膝關節失去柔軟度而引發疼痛。

自我照護的方法

若有慢性膝痛問題，可以藉由鍛鍊股四頭肌和膕旁肌群以緩和膝關節承受的衝擊。

由於膝痛可能是**半月板破裂**所致，建議先接受醫師的診察。膝關節發炎惡化導致積水，同樣建議先接受醫師的評估與檢查。

另一方面，肥胖也是造成膝痛的原因之一，務必做好適當的體重控管。

軟骨素、葡萄糖胺和Omega-3（ω-3）脂肪酸等是形成膝軟骨的成分，適當補充也能有效緩解膝關節問題。

下半身

足部、膝蓋、足底

(改善身體健康！一句話處方箋) 感到緊張或疲勞時，進行一分鐘冥想放鬆身心。

Karada Sign

8

腳趾痛、異樣感、搔癢、腫脹

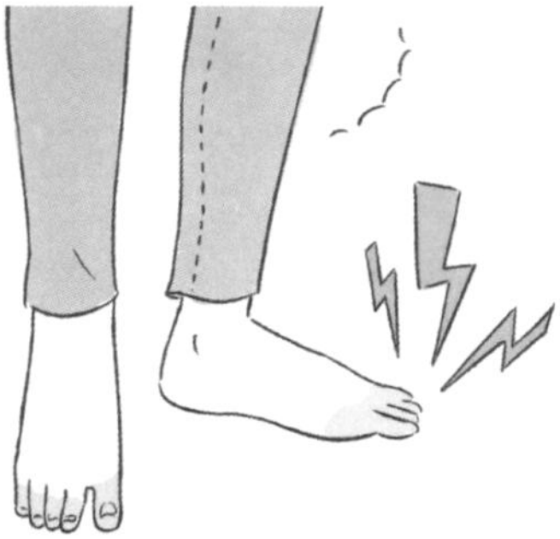

具體症狀

- 腳趾關節痛
- 腳趾搔癢
- 腳趾浮腫
- 腳趾有異樣感

與此徵兆相關的病症

足癬（香港腳）〈關注級別★〉

一種叫白癬菌的黴菌寄生於足部皮膚的疾病。常見症狀有足部搔癢、皮膚變白且皺巴巴、長水泡、乾燥脫屑等。

類風濕性關節炎〈關注級別★★〉

體內的免疫細胞誤將人體細胞視為敵人，並攻擊全身關節和骨骼的疾病。關節遭到破壞且情況惡化時，最終恐造成關節變形。常見症狀是左右側關節處腫脹且強烈疼痛。

拇趾外翻〈關注級別★〉

鞋子等外在壓迫使拇趾彎向食趾，且拇趾根部向外突出的疾病。突出部位不斷摩擦鞋子而引起發炎、疼痛和腫脹等症狀。

痛風〈關注級別★★〉

過量尿酸堆積於全身的關節並形成結晶，引起發炎的疾病。以拇趾根部腫脹且劇痛的情況居多。另外也會發生在足背、足、膝、手、肩膀等部位的關節。

徵兆出現的原因

引起腳趾痛的疾病包含**痛風**或**類風濕性關節炎**等。類風濕性關節炎好發於女性，痛風則常見於男性。

引發腳趾搔癢和腫脹則可能是**足癬**、**雞眼**、**病毒疣**等皮膚問題的疾病。一般最容易引起腳癢的原因是足癬（香港腳），這是一種名為白癬菌的黴菌感染引起的皮膚病。足癬分為三種，腳趾縫出現白色脫屑和紅色糜爛的趾間型；趾根、足底或足部邊緣長出小水泡的水泡型；足跟或足底皮膚角質層增厚，裂開且疼痛的厚皮型。

自我照護的方法

不少人因共用澡堂或健身房的腳踏墊而感染**足癬**的致病菌白癬菌，若前往感染高風險區域，建議二十四小時內一定要將雙腳清洗乾淨。病毒疣因病毒感染引起，同樣也要注意清潔。

罹患**類風濕性關節炎**時，若沒有及時接受治療，一旦關節受到破壞，腳趾、膝關節、肘關節、手部關節等部位會逐漸出現疼痛症狀。建議察覺到異狀時，立即就醫接受診療。

另一方面，經常穿高跟鞋、窄楦頭鞋、不合腳型的鞋，容易因為腳趾負擔過大而造成**拇趾外翻**，建議挑選符合自己腳型的鞋子。

改善身體健康！一句話處方箋　喝薏仁茶可以消水腫。薏仁茶含有豐富的薏仁素。

Karada Sign

9 / 腳水腫、腫脹、血管浮現

具體症狀

- 整隻腳水腫
- 手指按壓會留下壓痕
- 有浮腫的感覺
- 很粗的青筋浮現

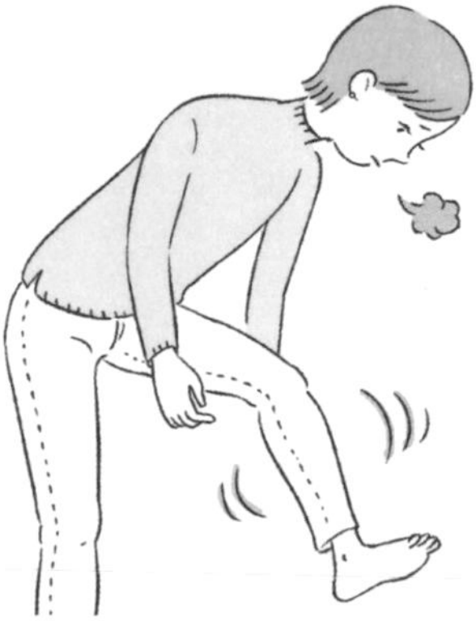

與此徵兆相關的病症

心臟衰竭〈關注級別★★★〉

心臟幫浦功能衰竭，沒有足夠力量將所需氧氣和營養輸送至全身的疾病。常見症狀有爬坡和上樓梯時容易喘、心悸、倦怠感、水腫、食慾不振等。

腎病症候群〈關注級別★★〉

大量蛋白質從腎臟流失至尿液中的疾病。常見症狀有尿液量減少、水腫等。

下肢靜脈曲張〈關注級別★〉

防止下肢靜脈回流的瓣膜損壞，造成血液回流，壓力導致足部血管像腫塊般向上凸起的疾病。常見症狀有足部疼痛、抽筋、水腫、倦怠等。

淋巴浮腫〈關注級別★〉

運送老舊廢物的淋巴液流動不順暢的疾病。常見症狀有足部水腫、腫脹、皮膚硬化等。

徵兆出現的原因

雙腳離心臟比較遠，受到重力的影響相對較大，因此容易有水腫現象。久站或久坐等長時間維持相同姿勢，容易造成血液或淋巴液滯留而引起水腫。另外，長期睡眠不足或疲勞導致心臟功能變差，也會引起水腫。多數情況下，水腫約數小時至一天的時間會消失，這種暫時性水腫通常沒有太大問題。

另一方面，引起腳水腫的疾病分為兩大類，一是**心臟衰竭**、**腎衰竭**、**肝衰竭**等全身性疾病；二是**下肢靜脈曲張**、**深層靜脈栓塞**、**淋巴浮腫**等局部疾病，或者甲狀腺機能低下、藥物副作用。

青筋浮現於腳上，則多半是靜脈腫脹的**下肢靜脈曲張**引起。

自我照護的方法

暫時性腳水腫雖然不會構成問題，但狀況遲遲未能好轉，或者水腫情況變嚴重，有可能是疾病造成，建議盡速接受醫師的診察。

下肢靜脈曲張指的是防止腳部靜脈回流的瓣膜損壞，造成血管凸起，唯有防止血液滯留才能有效預防靜脈曲張。盡量避免長時間站立或坐在辦公桌前，並且適度運動，加強雙腳血液循環。

泡澡時或就寢前按摩一下雙腳、睡覺時用枕頭墊高雙腳，這些方法都能幫助消水腫和改善血液循環。若發現情況無法自然痊癒，應尋求醫師的協助。

改善身體健康！一句話處方箋　鍛鍊骨盆底肌群，預防漏尿。

Karada Sign

10 / 腳部感覺異常、活動困難

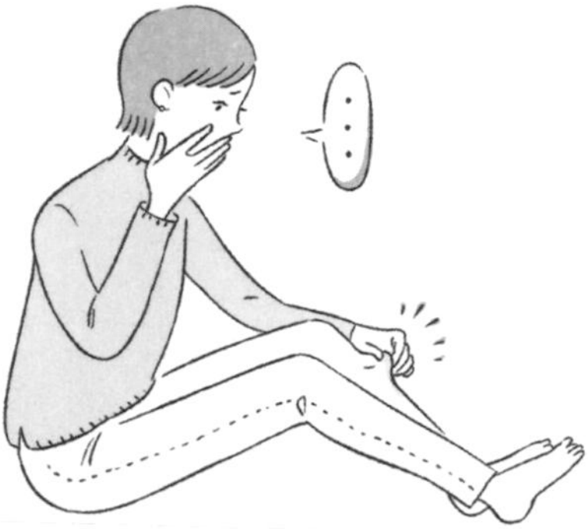

具體症狀

- 腳的感覺遲鈍
- 腳沒有感覺
- 腳無法隨意活動
- 腳不能動
- 在平坦路上踉蹌、跌倒

與此徵兆相關的病症

周邊神經病變〈關注級別★〉

從腦或脊髓延伸至全身，並驅動全身運動和感覺的周邊神經出現異常的疾病。常見症狀有發麻、疼痛、感覺遲鈍、手腳肌力衰退、自律神經失調等。

糖尿病神經病變〈關注級別★★〉

糖尿病併發症。糖尿病的高血糖造成手腳部位的細小血管阻塞、受損，導致神經病變的疾病。常見症狀有腳麻、疼痛、沒有感覺等。

巴金森氏症〈關注級別★★〉

腦內神經傳導物質——多巴胺減少，導致身體無法隨意活動的疾病。常見症狀有手腳震顫、肌肉僵硬、行動遲緩、說話困難等。

肌萎縮性側索硬化症（ＡＬＳ）〈關注級別★★★〉

局部運動神經受損萎縮的疾病。手腳漸漸無力，肌肉萎縮情況慢慢向全身蔓延。另外還可能有口腔、喉嚨肌肉衰退導致口齒不清、吞嚥時噎住等症狀。

徵兆出現的原因

發自大腦和脊髓並延伸至全身器官和組織的周邊神經（運動神經、感覺神經、自律神經）掌控著雙腳的感覺和運動功能。換句話說，當雙腳感覺和運動功能出現異常，代表腦、脊髓、周邊神經三者之中某個部位有所損傷。

具體來說，增齡老化造成腦神經細胞功能下降、**缺血性腦中風**或**腦腫瘤**等腦部病變導致訊息無法正確傳送至雙腳周邊神經、周邊神經本身異常引起感覺障礙或運動功能障礙，或者延伸至雙腳的神經分歧點腰脊髓周邊出問題。

引起**周邊神經病變**的疾病包含**糖尿病**併發症**糖尿病神經病變**、**格林巴利症候群**、**巴金森氏症候群**、**肌萎縮性側索硬化症**等。

自我照護的方法

出現腳沒有感覺、感覺遲鈍，或者無法隨意活動的情況，恐怕是腦、脊髓或神經出問題。

尤其**缺血性腦中風**、**腦腫瘤**等腦部重大疾病會攸關性命，一旦察覺腳有異常現象或運動功能出問題，請立即就醫接受診察。

除此之外，周邊神經異常也可能因周圍肌肉僵硬或骨骼變形壓迫而引起。

增齡老化導致身體衰弱或骨骼退化變形、缺乏運動導致肌肉量減少、體重大幅增加等都是造成腳感覺異常或活動困難的原因，建議平時養成運動習慣，並且隨時端正自己的姿勢。

Karada Sign

11 腳抽筋

具體症狀

- 睡覺時腳抽筋
- 突然腳抽筋
- 運動中腳抽筋

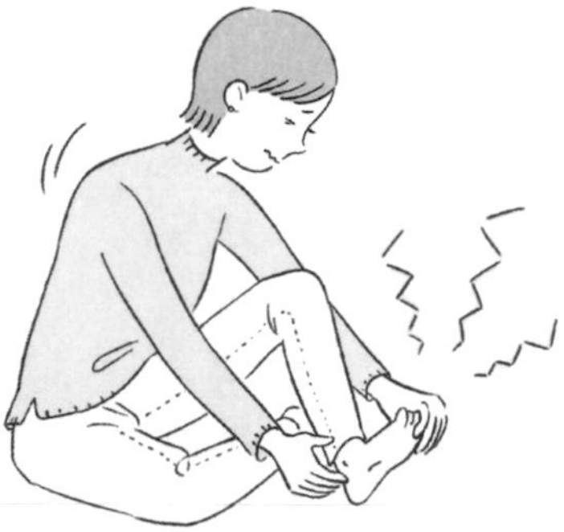

與此徵兆相關的病症

腎衰竭〈關注級別★★〉

腎臟細胞損傷，造成過濾老舊廢物、調整體內水分和電解質、分泌荷爾蒙等功能出問題的疾病。常見症狀有排尿不順、疲勞、倦怠、水腫、手腳發麻等。

肝衰竭〈關注級別★★〉

肝臟細胞損傷，造成排毒、合成蛋白質和脂肪、糖質新生等功能出問題的疾病。常見症狀有腹水、黃疸、錯亂、嗜睡、肌力衰退、手抽筋等。

下肢靜脈曲張〈關注級別★〉

防止下肢靜脈回流的瓣膜損壞，造成血液回流、壓力使足部血管像腫塊般向上凸起疾病。常見症狀有足部疼痛、抽筋、水腫、倦怠等。

糖尿病神經病變〈關注級別★★〉

糖尿病的併發症。糖尿病的高血糖造成手腳細小血管阻塞、受損，進而產生神經病變的疾病。常見症狀有腳發麻、疼痛、沒有感覺等。

徵兆出現的原因

平時抽筋的原因可能是肌力衰退、肌肉疲勞、身體發冷、缺乏水分導致電解質失衡，或者藥物副作用等。

尤其睡眠中，大量流汗造成脫水、身體發冷，再加上長時間維持相同姿勢，容易產生腳抽筋的情況。

另一方面，**糖尿病**、腎臟／肝臟／血管出問題、**腰椎間盤突出**、**椎管狹窄症**等腰部至足部神經受損時也容易引發腳抽筋。

懷孕期間腳部血液循環變差，也可能出現腳抽筋現象。

自我照護的方法

缺乏水分是腳抽筋的一大因素，容易抽筋的人平時務必攝取足夠水分。飲用運動飲料補充電解質也非常有效。

另外，營養均衡的飲食習慣和適度運動也是重要關鍵。

身體發冷造成肌肉血液流動不順暢是抽筋的原因之一，所以要盡量幫身體保暖。

運動或站著工作等過度使用雙腳的人，務必每隔一段時間讓雙腳好好休息，以避免累積疲勞。

改善身體健康！一句話處方箋　三十分鐘以內的午睡，可有效調節自律神經。

Karada Sign

12／腳變黃、瘀青

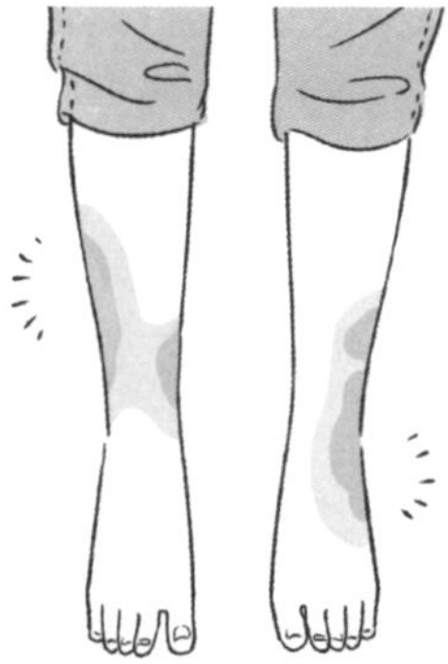

具體症狀

- 大片黃色斑塊
- 不明原因的瘀青

與此徵兆相關的病症

阻塞性黃疸〈關注級別★★〉

肝臟分泌且流向十二指腸的膽汁因膽結石等造成阻塞而滯留，膽汁進一步逆流回血液的疾病。常見症狀有尿液和糞便顏色改變、出現黃疸現象等。

肝衰竭〈關注級別★★〉

肝臟細胞損傷，造成排毒、合成蛋白質和脂肪、糖質新生等功能出問題的疾病。常見症狀有腹水、黃疸、錯亂、嗜睡、肌力衰退、手抽筋等。

胡蘿蔔素黃皮症〈關注級別★〉

攝取過多胡蘿蔔素，導致皮膚色素沉澱變成黃色的症狀。

急性淋巴性白血病〈關注級別★★★〉

血液中應該成為白血球、紅血球、血小板的細胞突然癌化的疾病。常見症狀有貧血、心悸、容易喘、發燒、倦怠、頭痛、眩暈、流鼻血、皮下出血（瘀青）、黃疸等。

徵兆出現的原因

皮膚變黃是一種名為黃疸的身體異常症狀，主要因膽汁流動不順暢，使成分之一的膽紅素數值過高而造成皮膚變黃。膽汁之所以流動不順暢，可能是肝功能低下或**膽結石**引起。

另外還有一種外觀類似黃疸的疾病——**胡蘿蔔素黃皮症**，這是因為攝取過量含有胡蘿蔔素的食物，導致皮膚變黃的疾病。

非外傷造成的瘀青，可能是**肝功能病變**或**白血症**等血液疾病引起。好發於六十歲以上高齡者的**老年性紫癜症**，以及好發於三到十歲孩童的**過敏性紫癜症**同樣會出現不明原因的瘀青。

自我照護的方法

黃疸或不明原因的瘀青可能是肝臟等臟器出問題所引起，千萬不要拖延，請立即就醫接受診察。

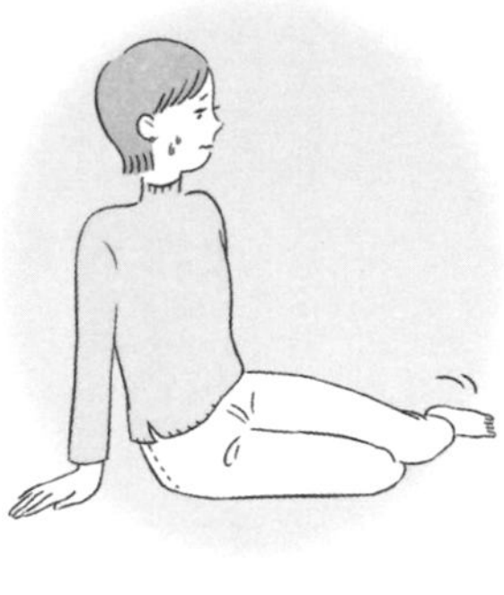

 使用小一點的飯碗，即便分量少了一些，也能藉由視覺效果獲得飽足感。

Karada Sign

13 / 足底疼痛、搔癢、乾燥

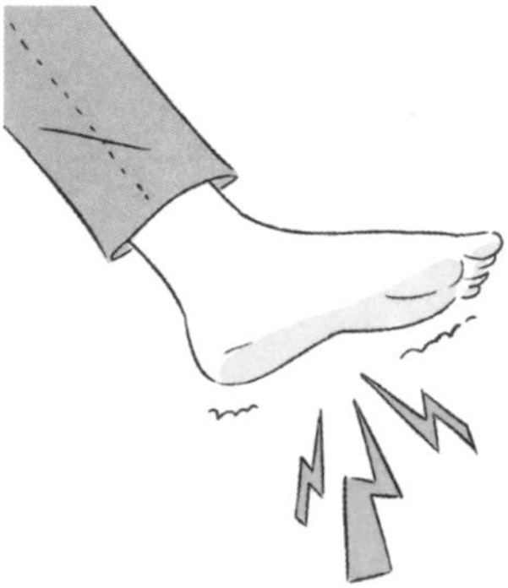

具體症狀

- 走路時足底痛
- 按壓足底時疼痛

與此徵兆相關的病症

掌蹠膿疱症〈關注級別★★〉

足底或手掌反覆長出帶膿液水疱的疾病。初期會感到搔癢，嚴重時伴隨疼痛症狀，另外也會引起關節和骨骼疼痛。

足底筋膜炎〈關注級別★★〉

原本呈弧形的足弓變僵硬而無法自由伸縮的疾病。常見症狀有走路時足跟和足底疼痛、足底緊繃、按壓足底會疼痛等。

足癬（香港腳）〈關注級別★〉

黴菌的一種白癬菌寄生於足部皮膚的疾病。常見症狀有足部搔癢、皮膚變白且皺巴巴、長水泡、乾燥脫屑等。

乾癬〈關注級別★★〉

免疫系統失調或基因遺傳導致皮膚過度新陳代謝的疾病。皮膚細胞增生，變得又厚又硬，還會形成魚鱗狀且不斷剝落的皮屑。

徵兆出現的原因

足底的足弓具有支撐體重，增加行走時穩定性的功能。當足弓的弧度因肥胖或缺乏運動導致硬化、無法伸縮自如（**足底筋膜炎**），走路時會產生疼痛。

沒有足底足弓，亦即扁平足的人容易有足底筋膜炎的問題。

罹患**掌蹠膿疱症**也常有足底疼痛的情況。

足底乾巴巴且劇烈搔癢，則多半是**足癬**引起。足底乾巴巴的厚皮型足癬沒有搔癢症狀，多半難以察覺，平時必須自行多加留意。出現搔癢症狀時，也經常伴隨皮膚潮濕且長水泡的情況。

自我照護的方法

缺乏運動或體重增加造成足底足弓消失，容易引起足底疼痛。建議平時養成運動習慣，並且維持適當體重。

引起足底搔癢和乾燥的**足癬**致病菌白癬菌，通常因共用澡堂或健身房的腳踏墊而感染，若前往感染高風險區域，建議二十四小時內一定要將雙腳清洗乾淨。

足癬導致足底乾燥，但沒有伴隨搔癢病徵時，容易和單純乾燥引起的症狀混淆，建議發現症狀時先接受醫師的評估。

改善身體健康！一句話處方箋　生薑、蔥、大蒜等食材可以幫助身體驅寒。

column

找回健康的身體！
重點建議 ④

便祕是萬病根源

透過適度運動和良好飲食習慣改善便祕

便祕指的是三天以上沒有排便，或者排便後仍有便意的狀態。糞便滯留會導致腸道內的壞菌增加而產生有害物質。腸道負責吸收食物中的營養成分並運送至血液，長期便祕會導致劣質血液運行全身，引起皮膚粗糙、手腳冰冷、疲勞、肥胖、免疫力下降。另一方面，腸道和大腦緊密結合且互相交換訊息，當腸內環境惡化威脅到自律神經並造成失調時，容易進一步引起焦躁或憂鬱症狀。

便祕原因包含缺乏膳食纖維、水分和油脂、過度節食導致營養素不足、缺乏運動、肌力衰退、自律神經失調、過度強忍便意等。副交感神經處於優勢，腸道蠕動才會活躍，當壓力等造成交感神經處於優勢，會因為腸道蠕動變慢而導致便祕。

深受便祕苦惱的人，建議攝取足夠的食物和水分，盡量減少壓力並適度運動。

能夠改善便祕的食物包括溫水、適度的油脂、膳食纖維、富含乳酸菌等好菌的食物等。尤其膳食纖維，包含能幫助增加糞便體積的非水溶性膳食纖維（穀物、葉菜類蔬菜、豆類、菇類、海藻等）和好菌的食物來源水溶性膳食纖維（昆布、裙帶菜、水果、大麥、小麥等），兩種都必須均衡攝取。

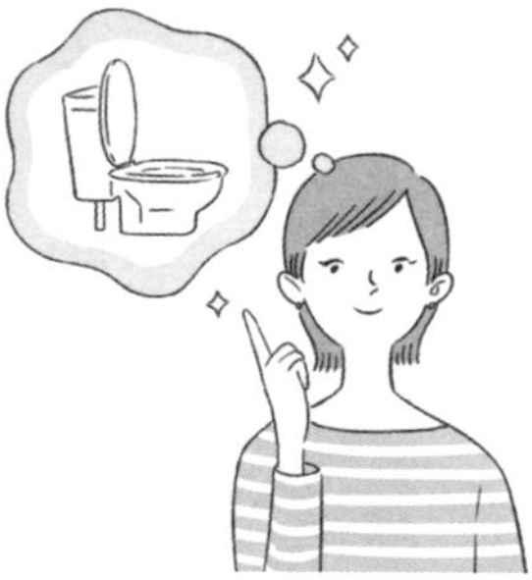

第5章

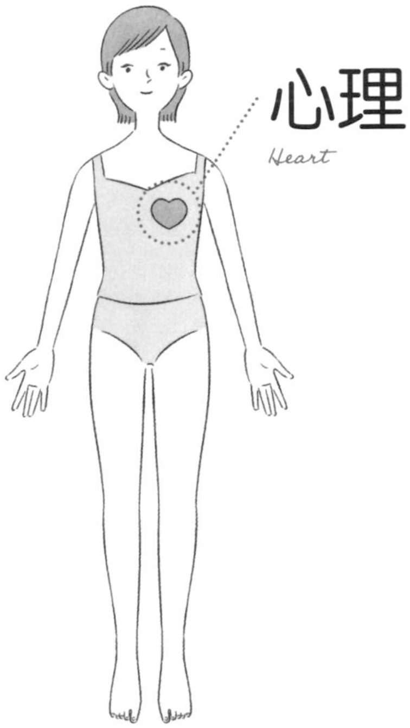

心理不健全，身體也會跟著不健康。
心理與身體緊密結合，為了常保健康，
細心呵護心靈也非常重要。

Karada Sign

1 / 凡事提不起勁

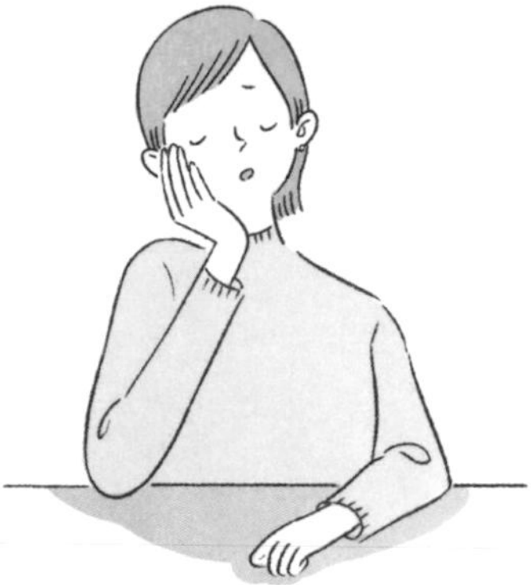

具體症狀

- 凡事都提不起勁
- 意興闌珊
- 感到無力、心累

與此徵兆相關的病症

憂鬱症〈關注級別★★〉

因人際關係、與親友別離、疾病等契機，引發漸進式強烈焦慮與憂鬱的情緒障礙。常見症狀有睡眠障礙、對任何事物不感興趣也提不起勁、抑鬱、焦慮、焦躁不安等。

自律神經失調症〈關注級別★〉

自律神經失衡，引起各種身心不適症狀。通常有焦躁不安、焦慮、沮喪、提不起勁、疲勞、心悸、倦怠、失眠等症狀。

適應障礙症〈關注級別★★〉

因就職、離婚、疾病等生活上的變化感到壓力，導致無法適應環境的疾病。常見症狀有抑鬱、焦慮、焦急、死氣沉沉、心悸、眩暈、倦怠等。

徵兆出現的原因

對任何事物都提不起勁時，可能是心生病了。伴隨抑鬱、焦慮、無力感等症狀時，疑似罹患心理疾患。

特別是向來個性拘謹認真、責任感和正義感強烈、有完美主義的人，相對容易有**憂鬱症**問題。天生的人格特質，再加上強大壓力等外在因素，容易突然誘發各種心理疾患。

引起上述症狀的心理疾患除了憂鬱症，還有**適應障礙症**等。自律神經紊亂的**自律神經失調症**也會引起相關症狀。

自我照護的方法

平時盡量放輕鬆，不要徒增身心負擔，不要累積壓力，也不要過於勉強自己。感到壓力或煩惱時，找家人或朋友傾訴，試著減輕心理負擔。

感到情緒、心理有異狀時，千萬不要試圖壓抑，應立即尋求醫師的協助。

另一方面，不規律的生活、慢性壓力、過勞、飲食習慣紊亂、睡眠不足等造成自律神經失調，可能引起疲勞、倦怠、情緒失落、提不起勁等類似**憂鬱症**的精神症狀。建議平時養成規律的生活習慣和適度運動。

改善身體健康！一句話處方箋　每天睡滿七個小時，有益身體健康。

Karada Sign

2 / 感到莫名的焦慮與恐懼

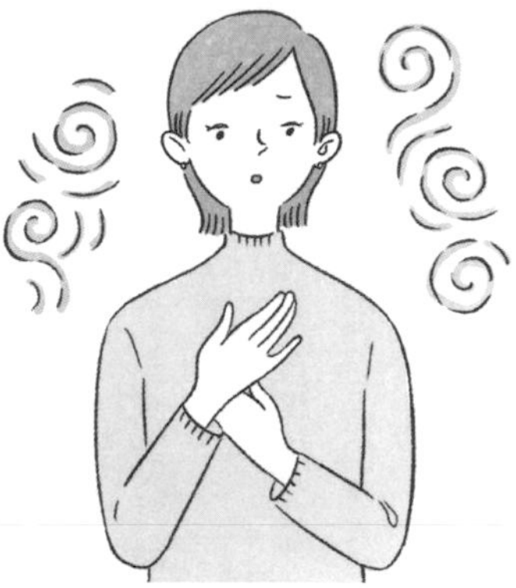

具體症狀

- 感到莫名的焦慮與恐懼
- 對特定事物感到強烈恐懼
- 突如其來的強烈焦慮引起恐慌
- 接觸他人時感到強烈焦慮

與此徵兆相關的病症

廣泛性焦慮症 〈關注級別★★〉

對諸多將來的事情做了最壞的聯想，產生預期性焦慮的疾病。常見症狀有持續性焦慮、敏感、焦躁不安、緊張、注意力下降、頭痛、心悸、呼吸困難、顫抖等。

驚恐焦慮障礙症 〈關注級別★★〉

對諸多狀況或對象感到恐懼的疾病。因臉紅畏懼症、身體畸形恐懼症、嗅覺相關症候群等害怕與他人接觸，也可能對高處、暗室、針頭等特定事物感到畏懼。

憂鬱症 〈關注級別★★〉

因人際關係、與親友別離、疾病等契機，引發漸進式強烈焦慮與憂鬱的情緒障礙。常見症狀有睡眠障礙、對任何事物不感興趣也提不起勁、抑鬱、焦慮、焦躁不安等。

恐慌症 〈關注級別★★〉

無原由地突然感到強烈焦慮的疾病。也會出現恐懼死亡、心悸、呼吸困難、眩暈、盜汗、自律神經失調等症狀。慢慢地也會害怕出門。

徵兆出現的原因

焦慮指的是沒有明確對象，一種單純且莫名感到不愉快的情緒。恐懼則是指對明確目標產生強烈警戒與畏懼。

有些疾病像**恐慌症**一樣，毫無原由地突然感到強烈焦慮；有些疾病則是因為臉紅畏懼症、身體畸形恐懼症、嗅覺相關症候群等特定因素，導致面對他人時感到焦慮不安，或者像是**驚恐焦慮障礙症**，怕高、怕暗、怕密室等對特定目標或狀況感到恐懼。

另外還有面對全新環境極度無法調適，因而引起焦慮、恐懼等症狀的**適應障礙症**。

自我照護的方法

任何人都可能有焦慮情緒，但屬於一般情緒或是疾病，這兩者之間的界線相當曖昧。

毫無原由且長期感到強烈焦慮、恐懼，甚至嚴重到影響日常生活，或者強烈的畏懼感導致害怕與他人接觸或外出，這些情況都可能是罹患心理疾患的徵兆。建議不要拖延也不要壓抑，立即尋求精神科醫師或心理醫師的協助。

此外，**創傷後壓力症候群**（PTSD）可能因某些契機發作，並在不知不覺中造成心理創傷，引起莫名的焦慮與恐懼。這種情況往往不是靠自己的力量就能解決，建議迅速就醫並及早接受治療。

改善身體健康！一句話處方箋　睡不著時，試著在床上進行腹式呼吸。

Karada Sign

3 / 心情憂鬱

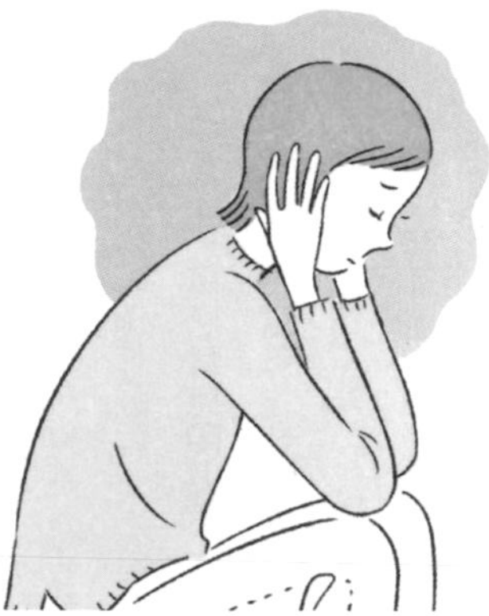

具體症狀

- 經常覺得心情低落
- 每到早上或黃昏就感到沮喪
- 與他人見面後感到憂鬱

與此徵兆相關的病症

憂鬱症〈關注級別★★〉

因人際關係、與親友別離、疾病等契機，引發漸進式強烈焦慮與憂鬱的情緒障礙。

常見症狀有睡眠障礙、對任何事物不感興趣也提不起勁、抑鬱、焦慮、焦躁不安等。

人格障礙〈關注級別★〉

行為和認知明顯偏離正常，難以適應正常社會生活的疾病。常出現情緒不穩、衝動行事、感到空虛、抑鬱、自殘行為、強烈依賴身邊親友等症狀。

非典型憂鬱症〈關注級別★★〉

新型態的憂鬱症。情緒容易上下起伏，高興時精力旺盛，吃多、睡多、焦躁不安，但黃昏入夜後轉為憂鬱，會出現一些完全相反於典型憂鬱症的症狀。

廣泛性焦慮症〈關注級別★★〉

對諸多將來的事情做了最壞的聯想，產生預期性焦慮的疾病。常見症狀有持續性焦慮、敏感、焦躁不安、緊張、注意力下降、頭痛、心悸、呼吸困難、顫抖等。

徵兆出現的原因

感到憂鬱、沒有行動力、思考能力和專注力下降等狀態稱為抑鬱。這種暫時性的抑鬱狀態不是疾病，而且任何人都可能發生。

通常因多重壓力事件、疾病、酒精等藥物引起。

抑鬱狀態長期持續且造成身心負荷愈來愈沉重時，抑鬱恐演變成**憂鬱症**。亦即引起抑鬱的原因消失後，心情依舊非常低落、失去活著的動力、行動力逐漸下降，甚至萌生自殺念頭。抑鬱是許多精神疾病的常見症狀。

其他像是**慢性疲勞症候群**（→P126），由於症狀類似憂鬱症，因此常被誤認為罹患憂鬱症。

自我照護的方法

據說**憂鬱症**是因為腦內的幸福因子血清素分泌不足而引起。建議容易陷入抑鬱狀態的人培養多曬太陽、運動、大笑的習慣，藉此促使血清素的分泌。

除此之外，與家人等親密好友互相溫柔按摩也有助於增加血清素的分泌。

但務必注意一點，憂鬱症或其他心理疾患發作時，絕對需要醫師的診斷與治療，所以一旦出現焦慮症狀，請盡速接受醫師的診察。最重要的是不要獨自一人煩惱，找親友傾訴與討論才是上上策。

改善身體健康！一句話處方箋　適度攝取含有多酚的紅酒、綠茶、可可成分高的巧克力有助於保持血管年輕。

Karada Sign

4

害怕與人接觸相處

具體症狀

- 害怕與他人交談
- 覺得與他人接觸相處很痛苦

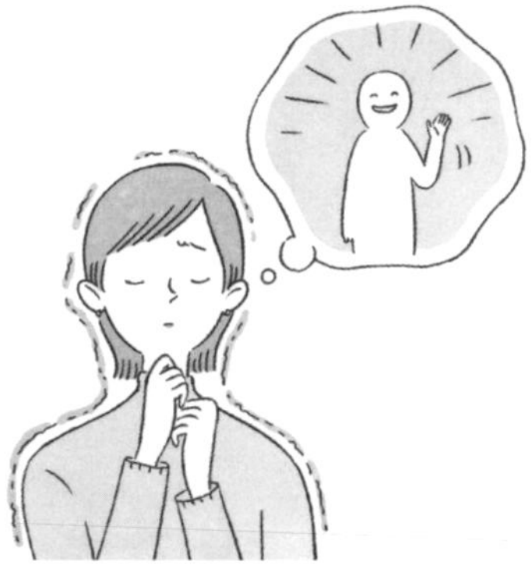

與此徵兆相關的病症

驚恐焦慮障礙症 〈關注級別★★〉

對諸多狀況或對象感到恐懼的疾病。因臉紅畏懼症、身體畸形恐懼症、嗅覺相關症候群等而害怕與他人接觸，也可能對高處、暗室、針頭等特定事物感到畏懼。

社交焦慮症（對人恐懼症） 〈關注級別★〉

驚恐焦慮障礙症的一種。對於眾人的注視、與他人對話感到害怕與強烈痛苦。慢慢地無法上學、上班、外出，甚至無法進行最基本的社會活動。可能引發憂鬱症。

徵兆出現的原因

個性神經質、膽小的人相對容易對身邊的大小事感到壓力，進而引起**社交焦慮症**（對人恐懼症）。

臉紅畏懼症、視線恐懼症、身體畸形恐懼症、嗅覺相關症候群等，對棘手事物的恐懼感愈來愈大時，甚至可能也對人產生畏懼。

另外，不擅長社交的話也可能誘發對人恐懼症。

除了對人恐懼症外，身處無處可逃的環境、懼高症、幽閉恐懼症、動物恐懼症、尖物恐懼症等也都可能引發相關症狀。

自我照護的方法

站在群眾面前或面對初次見面的人，大家難免感到不安與恐懼。

但感到過度恐懼、緊張或痛苦，可能會對社交生活造成影響。一旦焦慮症狀惡化，外出這個行為也可能令當事人感到痛苦。

一般而言，這些症狀難以靠自己的力量解決，通常需要接受醫師的診斷與治療。

感到痛苦卻一直忍耐壓抑的話，身心承受過大負擔，容易誘發**憂鬱症**，或者導致疾病更加惡化。

改善身體健康！一句話處方箋　攝取膳食纖維時，溫蔬菜比生菜的吸收率更好。

Karada Sign

5 / 感覺周遭的人討厭自己

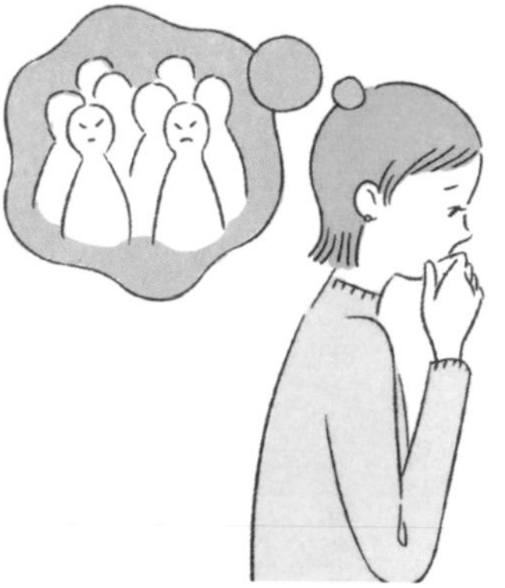

具體症狀

- 感覺大家都在詆毀自己
- 感覺大家嫌自己臭
- 感覺大家嫌自己醜
- 感覺周遭視線很冷淡

與此徵兆相關的病症

驚恐焦慮障礙症〈關注級別★★〉

對諸多狀況或對象感到恐懼的疾病。因臉紅畏懼症、身體畸形恐懼症、嗅覺相關症候群等而害怕與他人接觸，也可能對高處、暗室、針頭等特定事物感到畏懼。

社交焦慮症（對人恐懼症）〈關注級別★〉

驚恐焦慮障礙症的一種。對於眾人的注視、與他人對話感到害怕與強烈痛苦。慢慢地無法上學、上班、外出，甚至無法進行最基本的社會活動。可能引發憂鬱症。

思覺失調症〈關注級別★★〉

大腦皮質的結構損傷，造成說話內容支離破碎、有迫害妄想、誇大妄想等症狀。因幻聽而覺得別人四處散播謠言、說自己的壞話，或者不斷命令自己。

徵兆出現的原因

事情總往壞處想，這樣的思維方式大家多少都曾經有過。但有些人的這種傾向非常強烈。

無原由的覺得別人討厭自己、別人總在背地裡說自己的壞話，這種被害妄想症狀極可能是心理疾患引起。

被害妄想是**思覺失調症**的常見症狀。

身體畸形恐懼症和嗅覺相關症候群等也可能出現被害妄想症，覺得周遭人都在背地裡毀謗自己。

自我照護的方法

明明沒有實際聽到任何中傷自己的言語，卻感到相當焦慮，有可能是罹患某些心理疾患。感覺他人冷眼相待、雖沒有明說，卻覺得對方嫌棄自己（容貌或味道），這些情況可能是罹患**驚恐焦慮障礙症**或**社交焦慮症**（對人恐懼症）。請千萬不要獨自忍受，務必盡速尋求醫師的幫助。

思覺失調症患者往往沒有察覺自己聽到的流言蜚語或毀謗其實是幻聽，若因此感到焦慮，請試著向家人或親友傾訴，將自己的感受說出來。

另一方面，周遭親友的支持與積極鼓勵患者就醫也非常重要。

改善身體健康！一句話處方箋　放慢說話速度讓副交感神經處於優勢狀態，也是調節自律神經的方法之一。

Karada Sign

6 / 不想外出

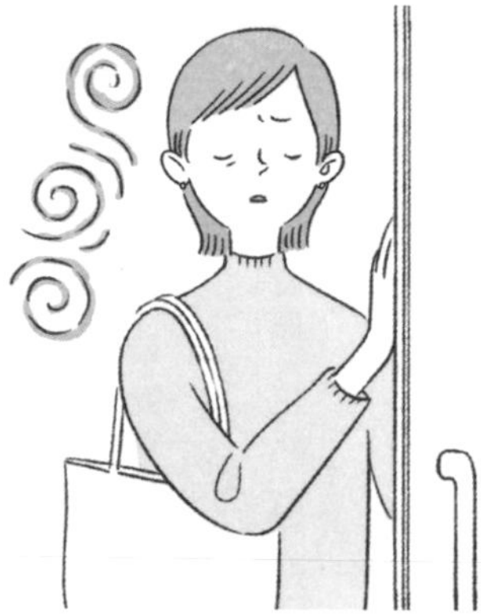

具體症狀

- 覺得外出很麻煩
- 害怕外出
- 凡事提不起勁

與此徵兆相關的病症

驚恐焦慮障礙症〈關注級別★★〉

對諸多狀況或對象感到恐懼的疾病。因臉紅畏懼症、身體畸形恐懼症、嗅覺相關症候群等而害怕與他人接觸，也可能對高處、暗室、針頭等特定事物感到畏懼。

恐慌症〈關注級別★★〉

無原由地突然感到強烈焦慮的疾病。會出現恐懼死亡、心悸、呼吸困難、眩暈、盜汗、自律神經失調等症狀。慢慢地也會害怕出門。

憂鬱症〈關注級別★★〉

因人際關係、與親友別離、疾病等契機，引發漸進式強烈焦慮與憂鬱的情緒障礙。

常見症狀有睡眠障礙、對任何事物不感興趣也提不起勁、抑鬱、焦慮、焦躁不安等。

徵兆出現的原因

不想出門、凡事提不起勁，任何人都可能產生這樣的情緒。

然而伴隨心情憂鬱、沒有行動力、思考力和專注力下降等症狀的話，表示當事人正處於抑鬱狀態。暫時性的抑鬱狀態也可能發生在健康的人身上，這種情況稱不上是疾病。

抑鬱狀態持續存在且愈來愈嚴重時，可能會誘發憂鬱症。亦即引起抑鬱的原因消失後，心情依舊非常低落、失去活著的動力、行動力逐漸下降，甚至萌生自殺念頭。

另一方面，**社交焦慮症**（對人恐懼症）等則可能誘發**驚恐焦慮障礙症**，讓患者在不知不覺間對外出這件事感到恐懼。

自我照護的方法

長期對任何事物提不起勁、不想外出、感到抑鬱和焦慮，很可能是罹患**憂鬱症**，需要就醫接受完整的治療。

社交焦慮症（對人恐懼症）等對特定事物或狀況感到強烈恐懼，覺得外出是一件非常痛苦的事，這可能是罹患**驚恐焦慮障礙症**或**恐慌症**。

感到些許痛苦時，不要試圖想自己解決，建議先接受醫師的診斷與治療。

改善身體健康！一句話處方箋　眼睛疲勞時，按壓位於眉頭的「攢竹」穴，降壓又明目。

Karada Sign

7 ／ 情緒起伏很大

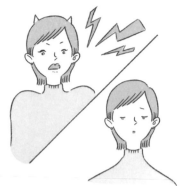

具體症狀

- 突然感到強烈焦慮且心情沮喪
- 感到亢奮，覺得自己有驚人力量
- 憂鬱和亢奮交替出現

與此徵兆相關的病症

非典型憂鬱症〈關注級別★★〉

新型態的憂鬱症。情緒容易上下起伏，高興時精力旺盛，吃多、睡多、焦躁不安，但黃昏入夜後轉為憂鬱，會出現一些完全相反於典型憂鬱症的症狀。

雙極性疾患（躁鬱症）〈關注級別★★〉

反覆出現情緒高亢的躁症期和憂鬱期的疾病。持續數個月的躁症後陷入憂鬱狀態。躁症期時，患者通常有超乎常人的自信，有誇大妄想症。自尊心高，遇到一些小事就容易激動。

徵兆出現的原因

正如喜怒無常這句話，任何人都可能有情緒上下起伏的情況。只是有些人起伏的幅度相當大。情緒起伏大到妨礙社交生活中的溝通，或者造成自己痛苦不已時，有可能是罹患**憂鬱症**或**雙極性疾患**（躁鬱症）。

其中雙極性疾患的患者會出現循環週期性的躁症期和憂鬱期，從憂鬱狀態轉為躁症，持續數個月亢奮狀態後再恢復憂鬱狀態。

躁症發作時情緒亢奮，不容易察覺自己的心理生病了，隨著反覆發作，復發間隔時間愈來愈短且持續時間愈來愈長，最終沒有症狀的期間逐漸短縮。

自我照護的方法

情緒起伏大到妨礙社交生活，或者造成自己痛苦不已時，疑似罹患**憂鬱症**或**雙極性疾患**。

憂鬱症一旦發病，通常難以靠自己的力量克服，所以只要發現些許徵兆，首要之務是尋求醫師的協助。

至於雙極性疾患，若不及早就醫接受適當的治療，恐導致病狀惡化，甚至影響社交生活。

覺得痛苦也不願意接受治療的患者其實很多，因此家人和朋友的支持非常重要，要積極鼓勵患者持續接受治療。

改善身體健康！一句話處方箋　憂鬱時多攝取富含色胺酸的豆類，色胺酸能促使快樂荷爾蒙血清素分泌。

Karada Sign

8 / 煩躁不安

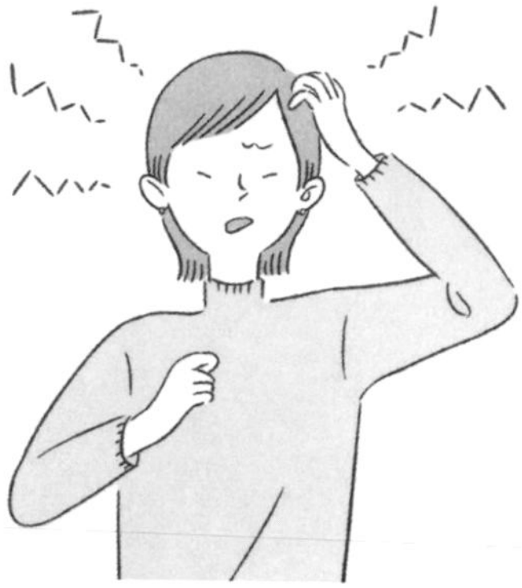

具體症狀

- 事情沒有順心如意會感到不開心
- 容易無緣無故生氣
- 為芝麻綠豆大的小事感到強烈不悅

與此徵兆相關的病症

憂鬱症〈關注級別★★〉

因人際關係、與親友別離、疾病等契機，引發漸進式強烈焦慮與憂鬱的情緒障礙。

常見症狀有睡眠障礙、對任何事物不感興趣也提不起勁、抑鬱、焦慮、焦躁不安等。

廣泛性焦慮症〈關注級別★★〉

對諸多將來的事情做了最壞的聯想，產生預期性焦慮的疾病。常見症狀有持續性焦慮、敏感、焦躁不安、緊張、注意力下降、頭痛、心悸、呼吸困難、顫抖等。

自律神經失調症〈關注級別★〉

自律神經失衡，引起各種身心不適症狀。通常有焦躁不安、焦慮、沮喪、提不起勁、疲勞、心悸、倦怠、失眠等症狀。

徵兆出現的原因

焦躁不安是指事情進展或狀況不如預期而心生不悅的狀態。強大壓力造成過度敏感，任何人都可能焦躁不安。雖然與天生性格有關，但暫時性的焦躁無傷大雅，基本上沒有太大的問題。

但為了一些瑣碎小事經常感到焦躁，或者焦躁程度過於強烈、無緣無故感到不安，這些狀況代表心理健康可能出了問題。

除了焦躁不安，還伴隨焦慮、憂鬱、心悸、容易喘、失眠、沮喪、提不起勁等症狀時，可能是罹患心理疾患。

煩躁不安是多數心理疾患的常見症狀。

自我照護的方法

暫時性的焦躁無傷大雅也不會有問題。盡量減少壓力，讓身心放鬆且多休息，煩惱自然迎刃而解。

但為了一些瑣碎小事經常感到焦躁、焦躁程度過於強烈、無緣無故感到不安，或者伴隨其他症狀，可能是心理疾患造成，建議接受醫師的診斷與治療。

不規律的生活、慢性壓力、過勞、飲食習慣紊亂、睡眠不足等可能造成自律神經失調並頻繁誘發焦躁不安的症狀。務必養成規律的生活習慣，緩解自律神經失調。

改善身體健康！一句話處方箋　早上沒有充裕時間吃早餐的話，建議吃兩個水煮蛋（蛋白質）。

Karada Sign

9 / 感覺過度敏銳

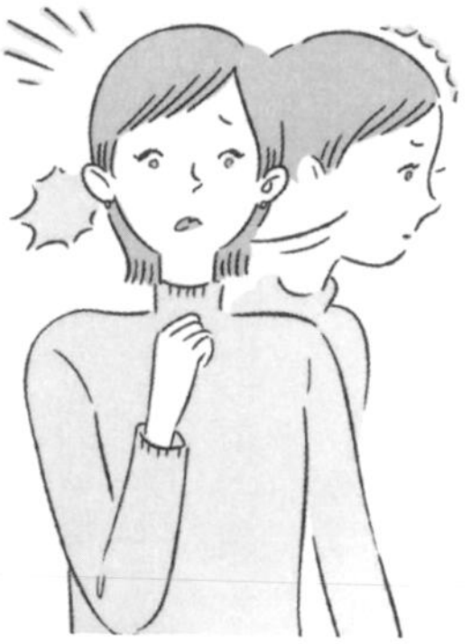

具體症狀

- 非常在意周遭的聲音、味道和光線
- 在意別人的言行舉止和情感
- 在意周遭視線

與此徵兆相關的病症

廣泛性焦慮症〈關注級別★★〉

對諸多將來的事情做了最壞的聯想，產生預期性焦慮的疾病。常見症狀有持續性焦慮、敏感、焦躁不安、緊張、注意力下降、頭痛、心悸、呼吸困難、顫抖等。

適應障礙症〈關注級別★★〉

因就職、離婚、疾病等生活上的變化感到壓力，無法適應環境的疾病。常見症狀有抑鬱、焦慮、焦急、死氣沉沉、心悸、眩暈、倦怠等。

創傷後壓力症候群（ＰＴＳＤ）〈關注級別★★〉

遭逢意外或災害後出現嚴重精神創傷。通常於事情發生後的六個月內發病，患者出現害怕、重複經歷事件的感受、恐慌、神經敏感、強烈警戒心等症狀。

自閉症類群障礙、亞斯伯格症候群（ＡＳＤ）〈關注級別★〉

大腦的感情與認知相關部位不活化的疾病。有社交溝通困難、對一種或多種事物感到異常強烈的興趣、感覺過於敏感或遲鈍等症狀。

徵兆出現的原因

感覺焦慮、恐懼、強烈壓力，自律神經失調或交感神經處於優勢狀態時，容易出現神經敏感或感覺敏感等敏感症狀。

據了解，約20％的日本人屬於HSP（高敏感）族群。對刺激極為敏感，因此容易倦怠、凡事過度深思熟慮，思考後才採取行動、同理心太強烈，容易被別人牽著鼻子走等等，基於這些特性，不少具HSP特質的人都覺得活著很累，但其實這並不是一種疾病。

容易引起過敏症狀的疾病包含**廣泛性焦慮症**、**適應障礙症**、**創傷後壓力症候群**（PTSD）、**自閉症類群障礙**、**亞斯伯格症候群**（ASD）。

自我照護的方法

強烈壓力、焦慮、恐懼等造成交感神經處於優勢狀態時，五感變得較為敏感。遇到這種情況時，必須先放鬆身心好好休息，盡量消除引起壓力和焦慮的原因。採取腹式呼吸、身體保暖、按摩、冥想都有助於促使副交感神經位於優勢狀態。

除了五感過於敏感，若社交生活中因過於在意他人的言行舉止、情感、視線而感到痛苦，有可能是罹患心理疾患。千萬不要壓抑自己，試著尋求醫師的協助。

心理

改善身體健康！一句話處方箋　內臟或手腳冰冷，也會使內心因敏感而造成焦慮。

Karada Sign

10／容易興奮

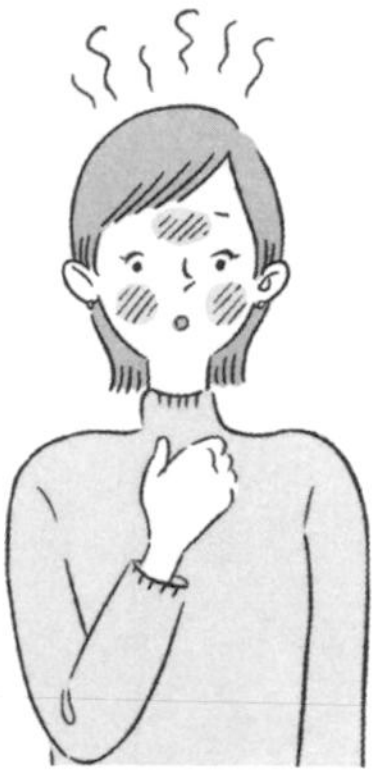

具體症狀

- 突然情緒亢奮，出現衝動性行為
- 突然極度興奮
- 大吼大叫，行為失控

與此徵兆相關的病症

思覺失調症〈關注級別★★〉

大腦皮質的結構損傷，造成說話內容支離破碎、有迫害妄想、誇大妄想等症狀。因幻聽而覺得別人四處散播謠言、說自己的壞話，或者不斷命令自己。

雙極性疾患（躁鬱症）〈關注級別★★〉

反覆出現情緒高亢的躁症期和憂鬱期的疾病。持續數個月的躁症後陷入憂鬱狀態。躁症期時，患者通常有超乎常人的自信，有誇大妄想症。自尊心高，遇到一些小事就容易激動。

徵兆出現的原因

興奮症狀主要是**雙極性疾患**（躁鬱症）和**思覺失調症**的常見症狀。

患者進入躁症期時，整個人突然變得精力旺盛，自認為有超乎常人的能力，也因為情緒高亢且興奮而容易出現一些衝動性行為。

至於思覺失調症患者，從前驅期（睡不著、對聲音極為敏感等）進入急性期（焦慮和緊張感愈來愈強烈，出現幻覺、妄想、沒有邏輯的言行舉止）後，開始出現失控、大吼大叫的興奮症狀。

自我照護的方法

興奮到無法自我控制時，可能是心理疾患引起。

罹患**雙極性疾患**或**思覺失調症**時，除了興奮症狀外，還有許多如幻覺、妄想等令當事人感到痛苦的症狀，請千萬不要勉強壓抑，盡速接受醫師的診斷與治療。

而周遭親友若察覺當事人有任何異狀，扶持他並鼓勵就醫也是非常重要的。

改善身體健康！一句話處方箋　用鼻子哼唱可以促使肺部年輕化。

Karada Sign

11

突然流淚、淚流不止

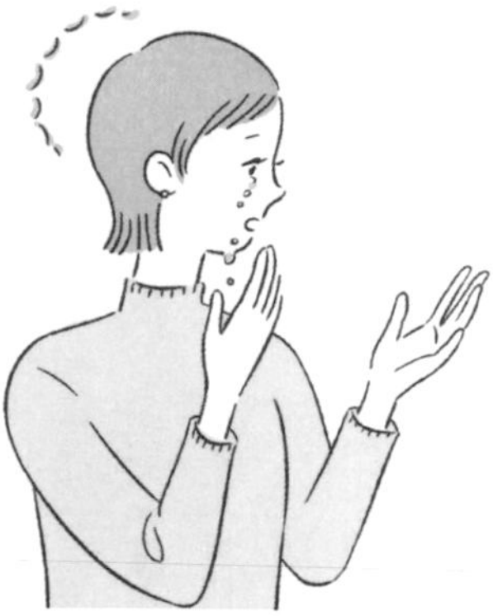

具體症狀

- 無故流淚
- 為瑣碎小事流淚

與此徵兆相關的病症

廣泛性焦慮症 〈關注級別★★〉

對諸多將來的事情做了最壞的聯想，產生預期性焦慮的疾病。常見症狀有持續性焦慮、敏感、焦躁不安、緊張、注意力下降、頭痛、心悸、呼吸困難、顫抖等。

憂鬱症 〈關注級別★★〉

因人際關係、與親友別離、疾病等契機，引發漸進式強烈焦慮與憂鬱的情緒障礙。

常見症狀有睡眠障礙、對任何事物不感興趣也提不起勁、抑鬱、焦慮、焦躁不安等。

人格障礙 〈關注級別★★〉

行為和認知明顯偏離正常，難以適應正常社會生活的疾病。常出現情緒不穩、衝動行事、感到空虛、抑鬱、自殘行為、強烈依賴身邊親友等症狀。

創傷後壓力症候群（PTSD） 〈關注級別★★〉

遭逢意外或災害後出現嚴重精神創傷。通常於事情發生後的六個月內發病，患者會出現害怕、重複經歷事件的感受、恐慌、神經敏感、強烈警戒心等症狀。

徵兆出現的原因

突然流淚、感到悲傷，那是因為情緒不穩定所致。

長期生活不規律或壓力大，自律神經會逐漸失調，導致情緒不穩定。

情緒長時間處於不穩定狀態或對日常生活造成影響，可能是罹患**憂鬱症**、**廣泛性焦慮症**、**雙極性疾患**（躁鬱症）、**思覺失調症**、**人格障礙**等心理疾患。

自我照護的方法

情緒不穩代表交感神經處於高亢狀態，請試著深呼吸讓副交感神經處於優勢，並且放鬆身心。

這時候的首要之務是改善自律神經失調問題。

若無法自我控制情緒障礙，可能是罹患心理疾患。

感到痛苦的話，千萬不要勉強壓抑，試著尋求醫師的協助。

改善身體健康！一句話處方箋　頭痛時沖澡就好。泡澡促使血液循環，反而容易使頭痛加劇。

如何跳脫負面思考？

從「身體」著手，而非「心理」

陷入負面思考時，大家都怎麼解決呢？根據心理生理學的說法，「大腦」受到「心理」的影響，而「心理」又會受到「身體（生理）」的影響。也就是說，想要透過大腦思考去消除內心感受是非常困難的一件事。因此要跳脫負面思考，務必從「身體」著手。

促使快樂荷爾蒙血清素分泌的運動和日光浴能有效消除負面思考。由於百分之九十五的血清素於腸道內生產，所以改善便祕、攝取發酵食品以調整腸道環境也是非常重要的關鍵環節。

除此之外，積極攝取含有色胺酸（合成血清素的原料）的食材（豆製品、魚、肉、乳製品、芋頭、奇異果、香蕉等）有助於促使血清素分泌。同時攝取碳水化合物和維生素B6也能提升合成效率。

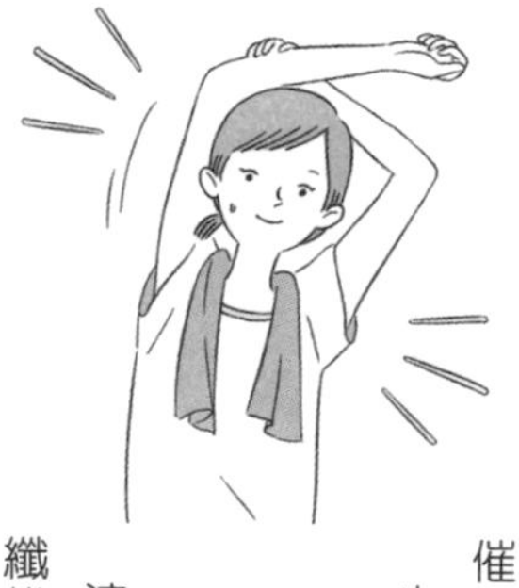

另一方面，促使療癒荷爾蒙催產素分泌的催產素撫摸也是跳脫負面思考的有效方法。前臂與臉上有C型神經纖維（C tactile fibers），以每秒五公分的速度輕柔觸碰能促使神經纖維活躍，再加上如輕撫皮膚般慢慢按摩，有助於副交感神經處於優勢狀態，這樣便能增加療癒荷爾蒙催產素的分泌。

陷入負面思考時，利用晨間散步等輕度運動、催產素撫摸、攝取增加血清素的食物，提升大腦的幸福感吧。

病症索引

參考文獻、網站

『疲れない大百科』工藤孝文／ワニブックス

『かからない大百科』工藤孝文／ワニブックス

『HEALTH CARE DICTIONARY 医師が教える女性の正しい不調ケア大全』

ヘルスケア大学著、工藤孝文他監修／宝島社

『女40歳からの「不調」を感じたら読む本』木村容子／静山社文庫

『病気と症状がわかる事典 改訂新版』和田高士／日本文芸社

公益社団法人日本口腔外科学会「口腔外科相談室」

https://www.jsoms.or.jp/public/soudan/kouku/kuroku/

公益社団法人日本整形外科学会「肩こり」

https://www.joa.or.jp/public/sick/condition/stiffed_neck.html

日本臨床外科学会「吐血・下血とは?」

http://ringe.jp/civic/toketsu_geketsu/toketsu_geketsu_01.html

独立行政法人医薬品医療機器総合機構「末梢神経障害」

https://www.pmda.go.jp/files/000145962.pdf　など

國家圖書館出版品預行編目資料

成年女性拉警報！身體異常徵兆圖鑑 / 工藤孝文作；龔亭芬譯. -- 初版. -- 新北市：楓葉社文化事業有限公司, 2022.11　面；　公分

ISBN 978-986-370-478-2（平裝）

1. 婦科 2. 婦女健康 3. 症候學

417.1　　111014408

作者

工藤孝文

整合醫學醫師。於福岡大學醫學院畢業後，前往愛爾蘭和澳洲留學。目前任職於福岡縣三山市的工藤內科診所，主要負責地區醫療。

著作包含《疲れない大百科》（WANI BOOKS）、《なんとなく不調なときの生薬と漢方》（日東書院本社）、《リバウンドしない血糖値の下げ方》（笠倉出版社）、《ゆるやせ漢方ダイエット》（日本文藝社）、《1日1杯飲むだけダイエット やせる出汁》（AscomBooks）。經常參與NHK「ガッテン！」、「あさイチ」，日本電視台「世界一受けたい授業」，東京電視台「主治医が見つかる診療所」，富士電視台「ホンマでっか!? TV」等電視節目演出。

現為日本內科學會、日本東洋醫學會、日本肥胖學會、日本糖尿病學會、日本高血壓學會、日本抗衰老醫學會、日本女性醫學學會、兒童慢性疾病等專屬醫師。

執筆協助

工藤AKI

地區醫療所屬一般內科醫師，另外也以消化器官內科醫師的身分致力於研究腸道細菌、腸道菌叢，以及將「腸道活動×菌叢活動」運用至減肥、美容、抗衰老治療上。座右銘是「使用植物成分，讓美麗由內到外」，為日本首位研究從內在吸收草本菁華的先驅。經常以美腸／美肌評論家的身分參與NHK「ひるまえほっと」、富士電視台「ホンマでっか!? TV」等電視節目演出。主要著作有《体が整う水曜日の漢方》（大和書房）。

現為日本消化器官疾病學會、日本消化器官內視鏡學會、日本肥胖學會、日本糖尿病學會、日本高血壓學會、日本抗衰老醫學會、日本女性醫學學會、日本內科學會等專屬醫師。

插畫　omiso
設計　小川恵子（瀬戸内デザイン）
DTP　fukufuku
編集協力　上井木子

成年女性拉警報！
身體異常徵兆圖鑑

出　　版／楓葉社文化事業有限公司
地　　址／新北市板橋區信義路163巷3號10樓
郵 政 劃 撥／19907596　楓書坊文化出版社
網　　址／www.maplebook.com.tw
電　　話／02-2957-6096
傳　　真／02-2957-6435
作　　者／工藤孝文
翻　　譯／龔亭芬
責 任 編 輯／王綺
內 文 排 版／洪浩剛
港 澳 經 銷／泛華發行代理有限公司
定　　價／350元
初 版 日 期／2022年11月

OTONA JOSHI WA MINOGASANAI！ FUCHO WO SHIRASERU KARADA SIGN ZUKAN
written by Takafumi Kudo in collaboration with Aki Kudo
Copyright © 2021 Takafumi Kudo
All rights reserved.
Original Japanese edition published by WAVE Publishers Co., Ltd.
This Complex Chinese edition is published by arrangement with
WAVE Publishers Co., Ltd., Tokyo
in care of Tuttle-Mori Agency, Inc., Tokyo through LEE's Literary Agency, Taipei.